居家康复丛书

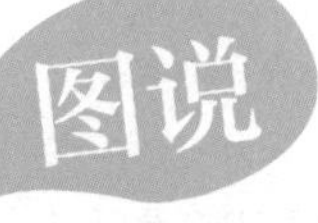


# 呼吸康复



总主编　励建安　黄晓琳

主　编　杨　汀

编　者　文戈弋　魏海霞　苏　楠　王诗尧　李一鸣
巩师毅　刘泽龙　李　俊　张　华　李杰红
夏金根　刘　微　郭丽娟　刘　飒　任晓霞
王思远　郭　丹　姚彩霞　邹存娜　赵　维
郭建军　崔　晗　石　劢　铁常乐　敖纯利

漫　画　罗罗雅

人民卫生出版社

图书在版编目（CIP）数据

图说呼吸康复 / 杨汀主编 . 一北京：人民卫生出版社，2019
（居家康复丛书）
ISBN 978-7-117-29190-3

Ⅰ. ①图… Ⅱ. ①杨… Ⅲ. ①呼吸系统疾病－康复－图解 Ⅳ. ①R560.9-64

中国版本图书馆 CIP 数据核字（2019）第 237068 号

人卫智网 www.ipmph.com 医学教育、学术、考试、健康，购书智慧智能综合服务平台
人卫官网 www.pmph.com 人卫官方资讯发布平台



居家康复丛书——图说呼吸康复

策　　划　周　宁
主　　编　杨　汀
出版发行　人民卫生出版社（中继线 010-59780011）
地　　址　北京市朝阳区潘家园南里 19 号
邮　　编　100021
E - mail　pmph @ pmph.com
购书热线　010-59787592　010-59787584　010-65264830

印　　刷　三河市宏达印刷有限公司（胜利）
经　　销　新华书店
开　　本　787 × 1092　1/32　印张：5
字　　数　55 千字
版　　次　2019 年 11 月第 1 版　2023 年 3 月第 1 版第 2 次印刷
标准书号　ISBN 978-7-117-29190-3
定　　价　35.00 元

打击盗版举报电话：010-59787491　E-mail：WQ @ pmph.com
（凡属印装质量问题请与本社市场营销中心联系退换）

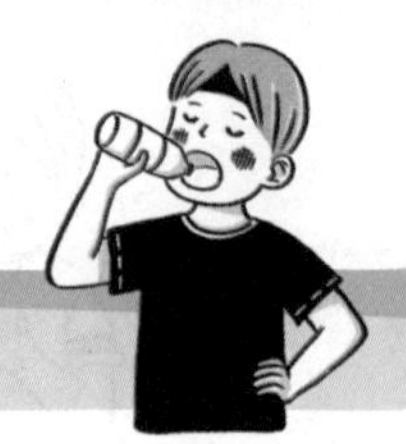

# 序言

康复，是指综合地、协调地应用医学的、教育的、社会的、职业的各种措施，使病、伤、残者已经丧失的功能，能尽快地、最大可能地得到恢复和重建，使他们在体格上、精神上、社会上和经济上的能力得到尽可能的恢复，使他们重新走向生活，走向工作，走向社会。康复不仅针对疾病而且着眼于整个人，从生理上、功能上和心理上进行全面康复。

世界卫生组织在 2011 年颁布的最新世界残疾报告中指出，每个人一生中或早或晚都要经历功能障碍或者残疾，这是人类的一种生存方式。换句话说，康复跟每个人都相关。我们的周围每时每刻都可以找到有功能障碍的普通人，调动患者的内在因素，积极地来改变患者对环境的适应能力，同时改造外部环境，达到人和环境的和谐统一，这就是中

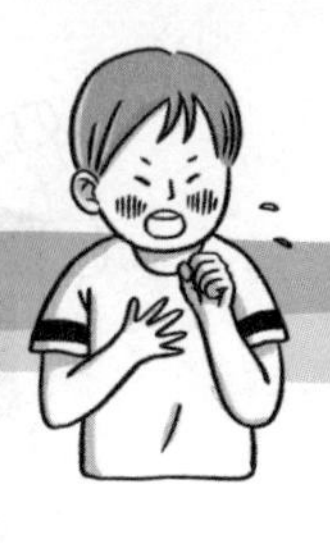

国的传统理念——天人合一，也就是康复的目标。

现在的医学概念认为，康复医疗和临床治疗以及预防的关系已经不再是一个简单的时间顺序，而应该是交织在一起的服务链。我们知道，92% 的疾病是不能完全治愈的，会有各种类型的功能障碍遗留下来，这些功能障碍问题的解决不是药物可以控制的，那就需要康复医疗。由此可见，预防、治疗、康复是一个完整的服务链，其重要性可见一斑。

康复医疗是让人回归家庭和社会的保障，积极的生活方式、运动锻炼、合理的饮食、好的心态、避免不良的生活习惯，这些都是康复医疗。康复是一项有益的投资，能提高人类的能力，其普及和推广的积极意义将惠及整个国家和大众，这是件大事情。

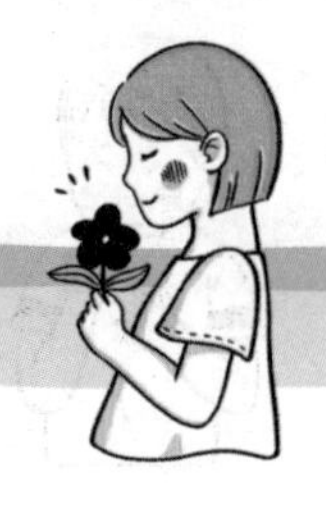

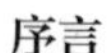



我们的医学模式正在改变。过去，我们的注意力往往集中在患者的身体功能和结构上，也就是说我们把患者当做一个患了病的器官、组织或者系统来看待，现在我们更多的是要看个人的活动和参与。国际上越来越重视作业的治疗和职业治疗，不是指疾病的痊愈，而是指社会角色的恢复，这就是我们讲了多年的“回归社会”。由于康复治疗以重返工作、重返社会作为核心目标，因此我们的思路要从过去的“我希望有损坏的组织器官得以痊愈”，转向提升功能和重返社会。

康复医学更多的是理念，是思路。我一直记得国际康复医学会前主席奥克·肖特的一句话，“什么是康复，康复就是教育”。所有的康复治疗都应该要求每个人的主动参与，而康复需要做的就是教育每个人，让大家知道问题所在，理解问题，并树立信心去一步一步解决问题。在康复过程中，每个人都会惊喜地发现自己的变化以及人类战胜疾病的

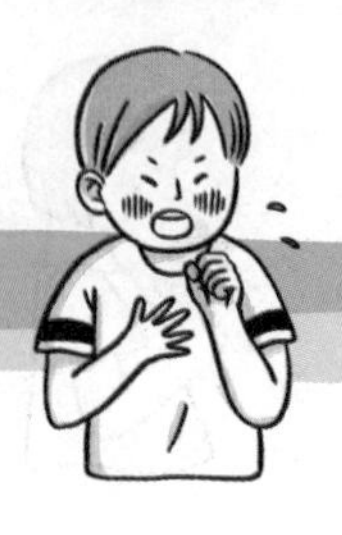

潜质，在改善各种功能的同时也改变了心态，培养出积极乐观的人生态度。

康复科普系列丛书将覆盖肩颈痛、高血压、糖尿病、脑卒中、运动创伤、慢性阻塞性肺炎等上百种常见病的居家康复常识，请大家能给予康复更多地理解，让更多的功能性障碍的患者获益，赢得最佳治疗时机，重拾生活的信心，获得生命的尊严。这是康复科普丛书的目标，让我们一起努力，因为这关系到你我每个人的健康。

励建安

主任医师、教授、博导

国际物理医学与康复医学会前主席

中华医学会物理医学与康复学分会主任委员

江苏省康复医学会会长

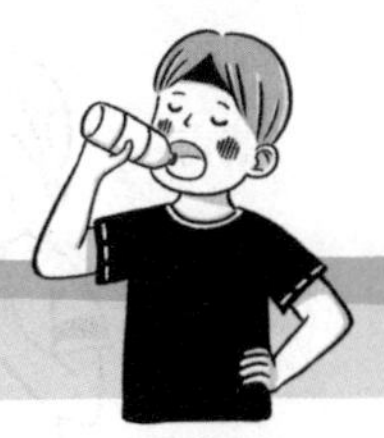

# 前言

世界卫生组织定义慢性呼吸系统疾病是以慢性阻塞性肺疾病（简称慢阻肺）为代表的一系列疾病，主要包括：慢阻肺、支气管哮喘、支气管扩张、间质性肺疾病、肺癌等，其中以慢阻肺、支气管哮喘及肺癌最常见。大多数慢性呼吸系统疾病均无法治愈，将与患者长期共存，甚至伴随终生。因此，懂得如何与疾病和平相处，已成为慢阻肺患者生活中必备的技能之一。

自我管理模式最早起源于心理行为治疗领域，之后被引入慢性病患者健康教育项目之中。自我管理是指通过患者的行为来保持和增进自身健康，监控和管理自身疾病的症状和征兆，减少疾病对自身社会功能、情感和人际关系的影响，并持之以恒地治疗自身疾病的一种健康行为。通过自我管理措施的有效干预，使患者的健康状况、健康功能维持在

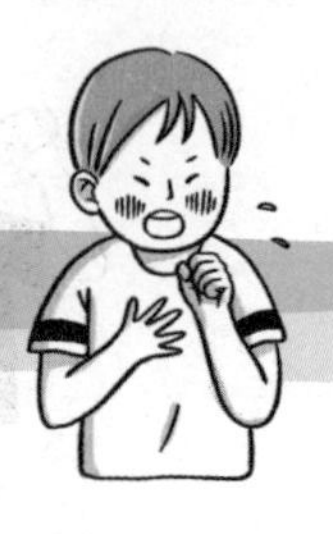

一个满意的状态，进而让患者过上更为独立、更为健康的生活。

本书以通俗易懂的语言为读者介绍常见慢性呼吸系统疾病相关医学常识，使读者能够掌握有关健康知识，树立健康意识，培养健康行为，主动选择健康生活方式，最终达到减少和控制慢性呼吸系统疾病对生活负面影响的目的。

本书适合所有读者学习。一方面，书中有大量的慢性呼吸系统疾病预防内容，适合普通大众阅读，可以帮助读者了解生理及病理知识，督促读者改变生活不良习惯，加强锻炼，真正做到防病于未然；另一方面，书中有大量慢性呼吸系统疾病自我管理内容，是慢性呼吸系统疾病人群的指导手册，通过使用本书，希望患者树立战胜慢性呼吸系统疾病的信心和决心，改掉不良生活方式，制订适合自己的运动计划，改善化验检查指标，逐步养成健康

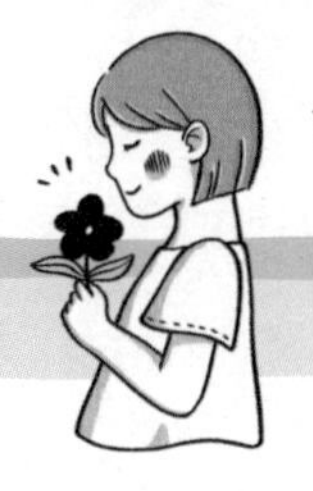

的生活方式，从而降低慢性呼吸系统疾病高危因素水平，减少各种慢性呼吸系统疾病对身体及精神的困扰，最终让广大慢性呼吸系统疾病患者健康工作、幸福生活是本书编者的初衷。

**杨汀**

于中日友好医院

# 目录
# CONTENTS

CHAPTER 1 认识呼吸系统 __1

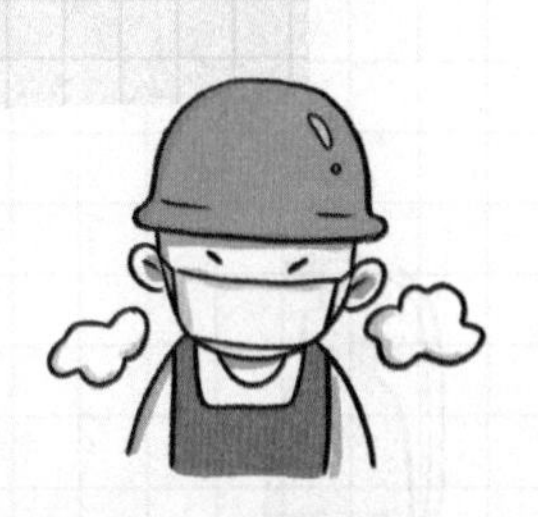



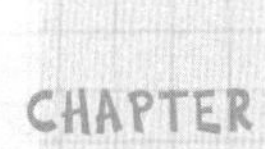
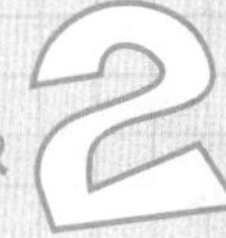

CHAPTER 2 认识常见的慢性呼吸系统疾病 __11



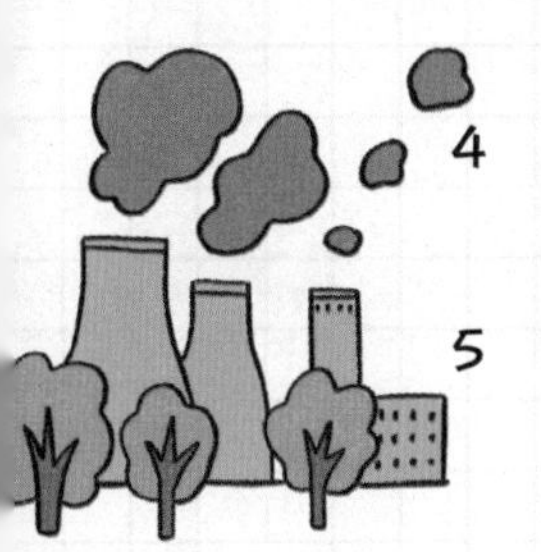

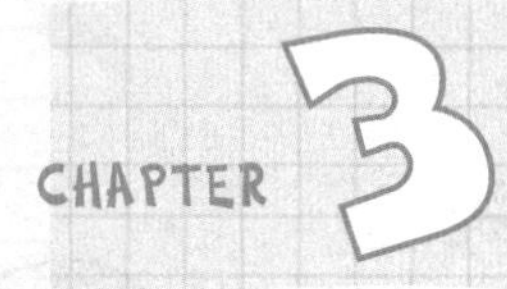
CHAPTER
3



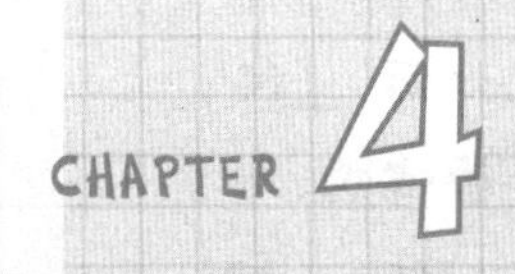
CHAPTER
4

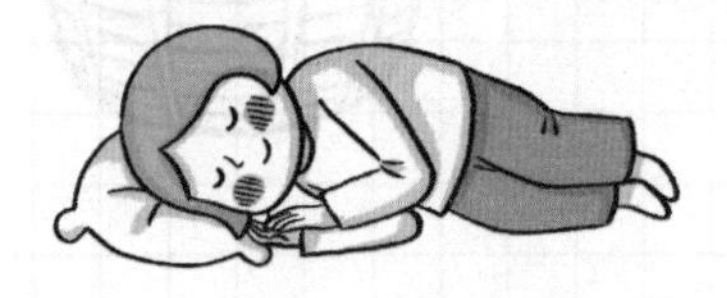

## CHAPTER 5 肺康复 __85



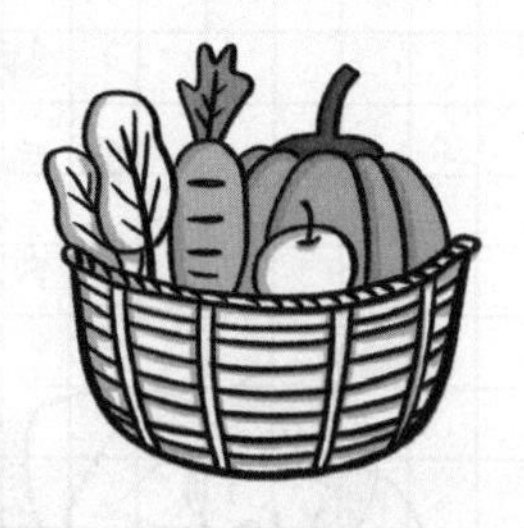

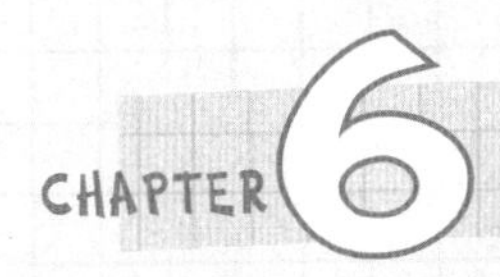


## 健康管理 __119

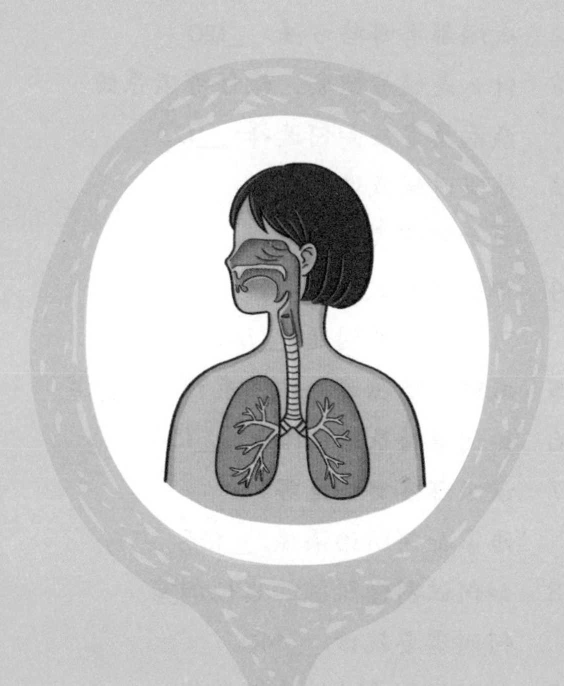

CHAPTER 1

# 认识呼吸系统

# 1 呼吸系统的结构

尽管您并未细心关注，我们每天、每时、每刻都在进行着呼吸运动。可是，您了解呼吸运动吗？一吸一呼之间，气体是如何往返于天地与机体，进而完成维持生命的使命的呢？

我们首先一起来认识呼吸系统。

呼吸系统包括鼻腔 - 咽部 - 喉部 - 气管 - 支气管 - 肺，它如同一棵倒立生长的大树，汲取天地之气，为机体源源不断地提供赖以生存的氧气，并排出机体产生的二氧化碳等浊气。

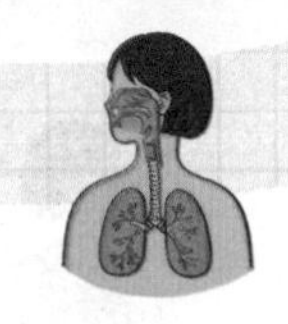

以环状软骨为界，我们把呼吸系统分为上呼吸道和下呼吸道，其中上呼吸道包括鼻、咽和喉，下呼吸道包括气管，左、右主支气管及肺内各级支气管。我们认识了呼吸系统的结构，就可以理解生活中常说的“上呼吸道感染”“支气管炎”“肺炎”等疾病是怎么一回事儿了。此外，我们的胸骨、肋骨、脊柱、胸壁肌肉以及膈肌共同围成胸腔，对肺发挥保护作用，并参与呼吸运动过程。

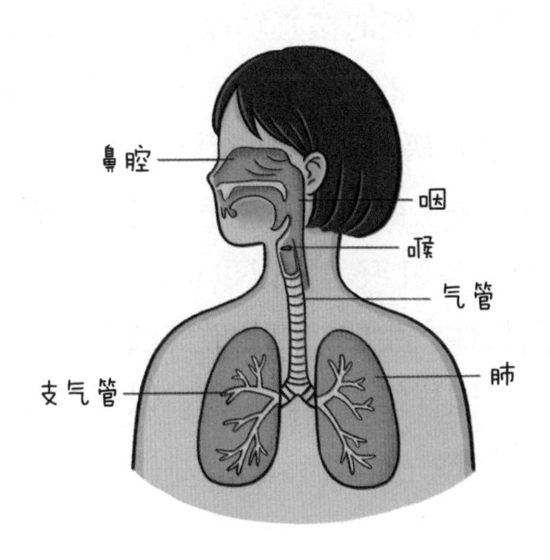

# 2 呼吸系统的功能

通俗来讲，呼吸系统的功能是呼气和吸气。早在两千多年前，中医经典《黄帝内经》就提出“肺，主气，司呼吸，朝百脉”，呼吸系统的核心功能正是如此。通过吸气，空气中的氧气经上呼吸道过滤加温加湿，沿下呼吸道被运送至肺，经过肺的交换，富含氧气的血液回流至心脏，进而被输送至全身各组织器官以供机体生命活动需要；而机体产生的二氧化碳等浊气通过血流运至肺，同样经过肺的交换，以呼气的形式被排出体外。

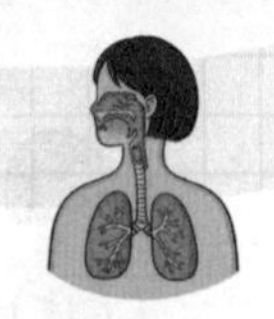

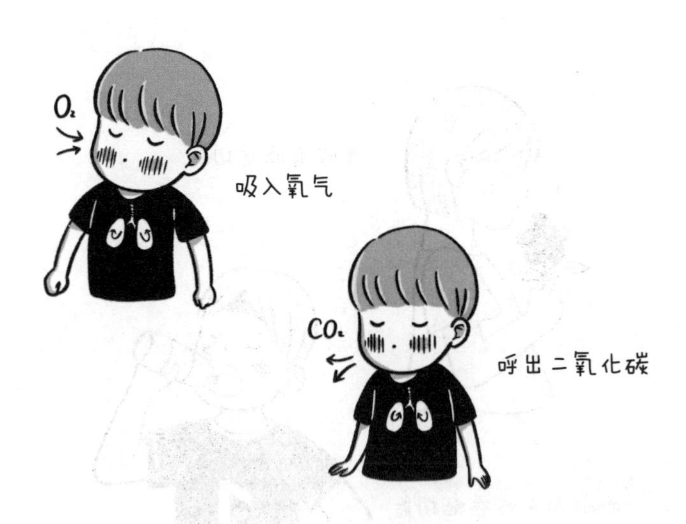


除此以外，呼吸系统家族成员还各司其职。如鼻腔作为呼吸系统第一道门户，亦具有嗅觉和共鸣等功能；咽喉部作为抵挡病原体入侵机体的第一道防线，兼具吞咽功能；进入呼吸道的异物及其自身产生的分泌物可通过咳嗽反射被排出体外；肺内的免疫细胞也具有强大的免疫防御功能。

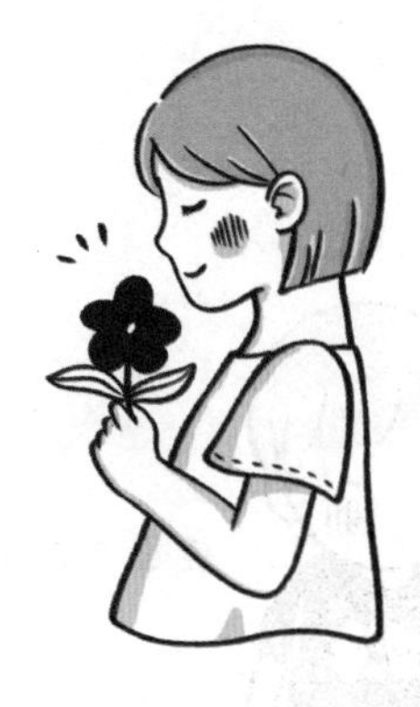

鼻腔有嗅觉功能

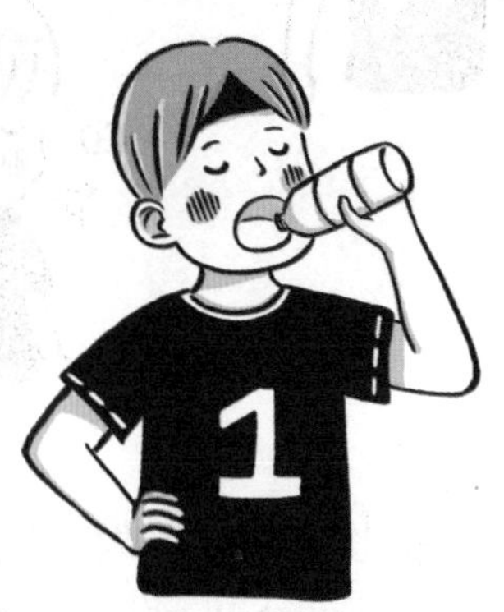

咽喉部兼具吞咽功能

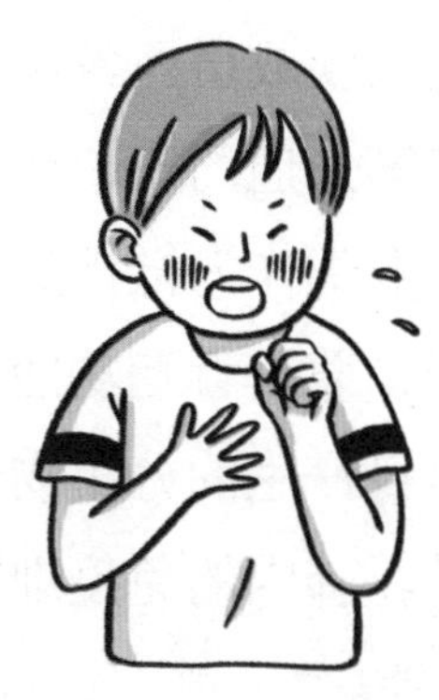

呼吸道的异物及分泌物
可通过咳嗽排出体外

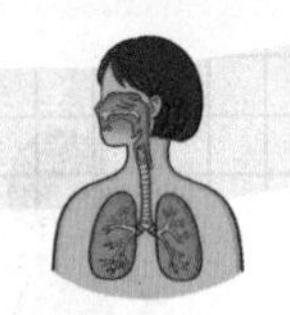

# 3 正常呼吸模式

我们先了解一下参与正常呼吸运动的成员有哪些。众所周知，呼吸运动通过呼吸肌收缩与舒张完成。我们常说的呼吸肌主要包括肋间肌和膈肌。肋间肌位于胸壁肋骨之间，膈肌位于胸腔与腹腔之间，又称为横膈，是机体重要的呼吸肌。

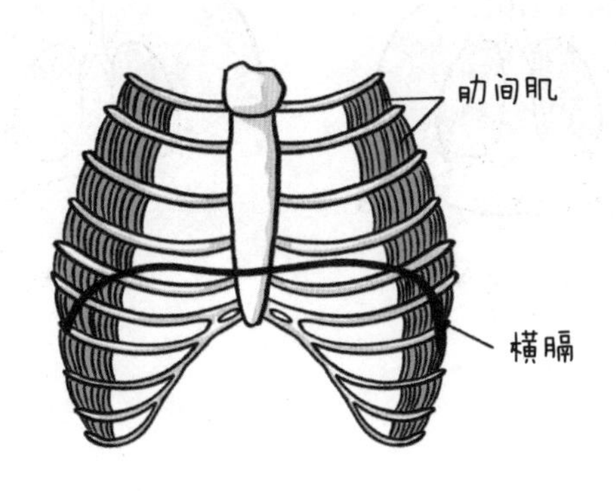

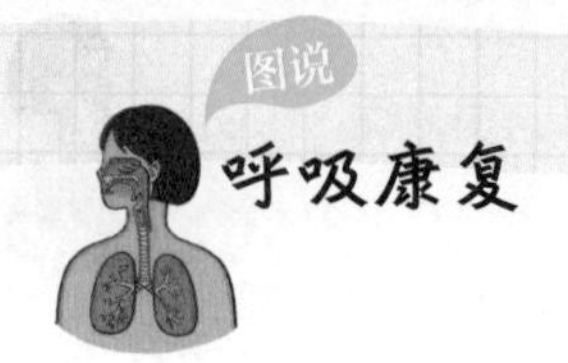


正常儿童及成年男性呼吸模式以膈肌舒缩运动为主，吸气时上腹部隆起较为明显，称为腹式呼吸；正常成年女性呼吸模式则以肋间肌舒缩运动为主，吸气时胸廓扩张较为明显，称为胸式呼吸。

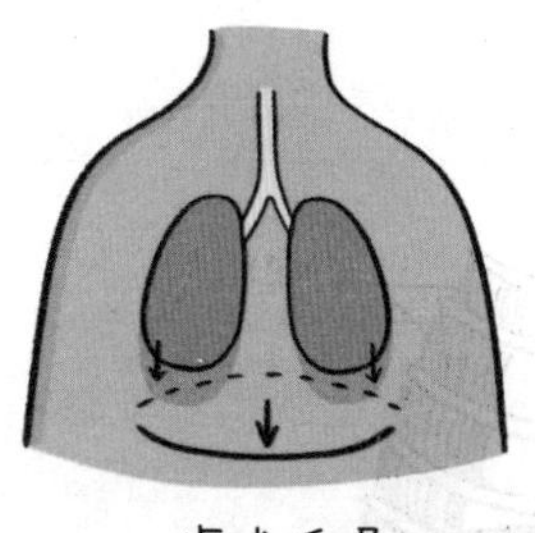
腹式呼吸

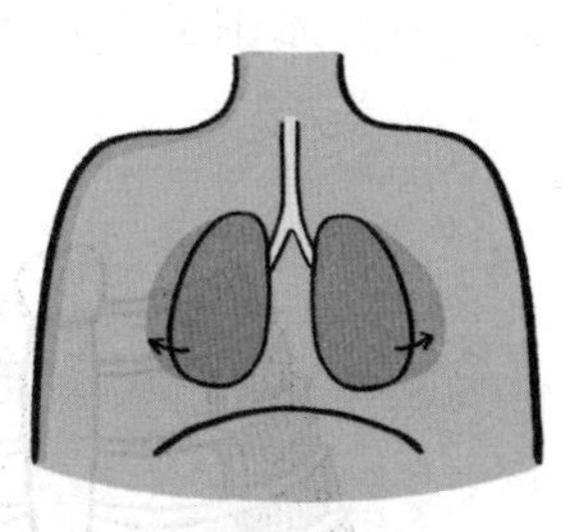
胸式呼吸

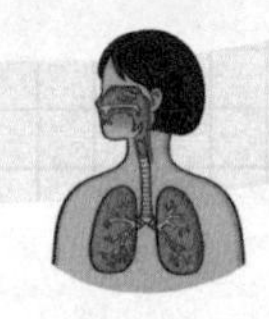

那么，通常我们每分钟呼吸多少次呢？正常成人呼吸频率为每分钟 12～20 次，节律整齐，幅度均匀。当我们进行跑步、爬山等运动时，为了保证机体充足的氧气供应，呼吸会变深变快；而当呼吸系统或其他系统发生疾病时，呼吸强度可能减弱或增强，呼吸频率可能加快或减慢，呼吸幅度可能加深或变浅，最终出现各种各样的异常呼吸模式。

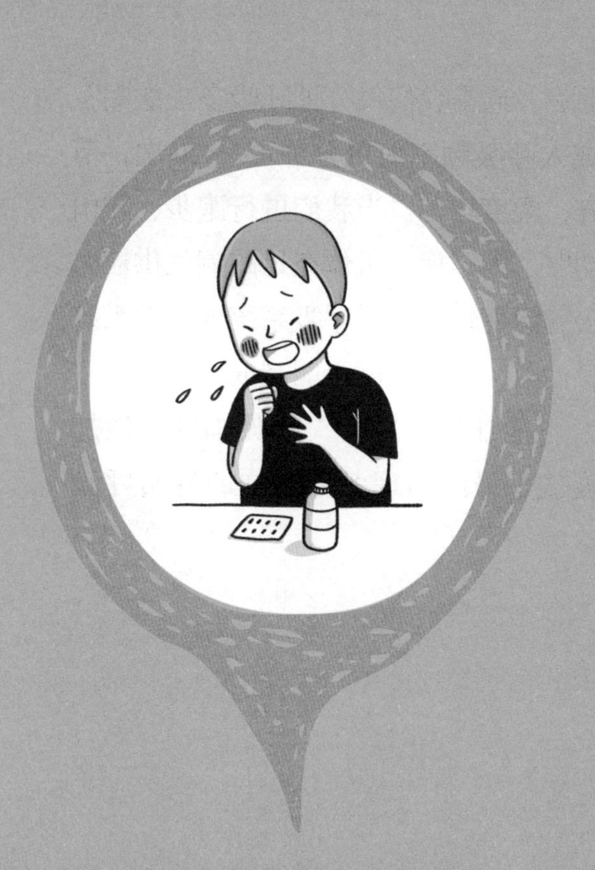

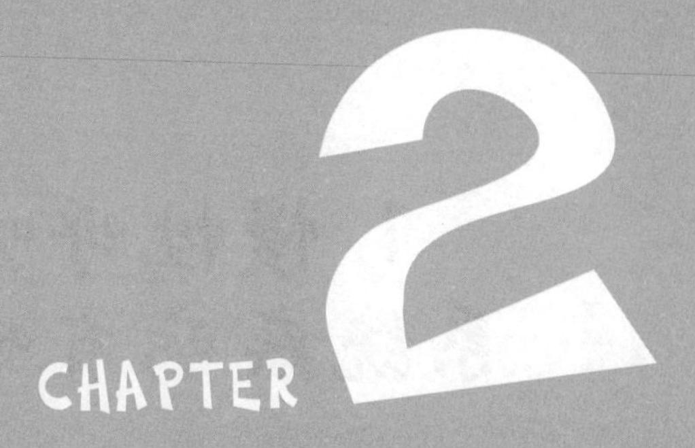


# 认识常见的慢性呼吸系统疾病

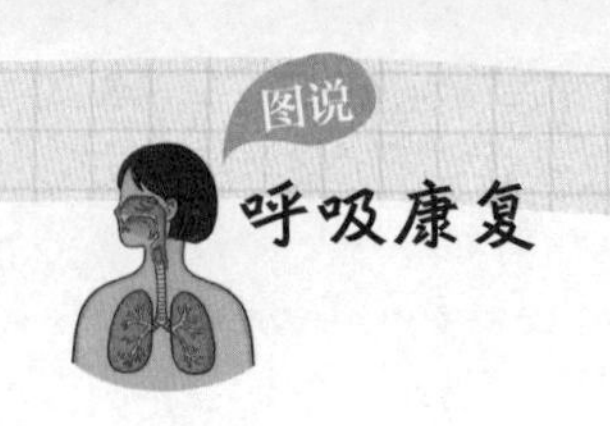


# 1 慢性呼吸系统疾病有哪些

对呼吸系统有了一定认识后，我们再来了解下常见的慢性呼吸系统疾病。提及慢性呼吸系统疾病，可能很多人都会说，慢性呼吸系统疾病不就是感冒、咳嗽吗？事实绝非如此，常见的慢性呼吸系统疾病包括：慢性支气管炎、肺气肿、慢性阻塞性肺疾病（简称慢阻肺）、间质性肺疾病、支气管扩张、囊性纤维化、支气管哮喘、慢性肺源性心脏病、肺动脉高压、肺癌等。

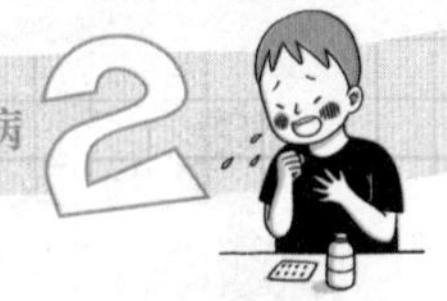

目前，慢性呼吸系统疾病已居我国慢性病死因第三位。然而，我国慢性呼吸系统疾病诊断率不足35%，许多患者未能获得规范诊治，致使患者病死率不断上升，防控形势非常严峻。“中国成人肺部健康研究”显示，我国慢阻肺患者人数近1亿，其中20岁以上成人慢阻肺患病率为8.6%，40岁以上达13.7%，60岁以上超过27%；男性患者为女性的2.2倍，全国总患病人数高达9990万。因此，慢阻肺成为与高血压、糖尿病“等量齐观”的最常见的慢性呼吸系统疾病。

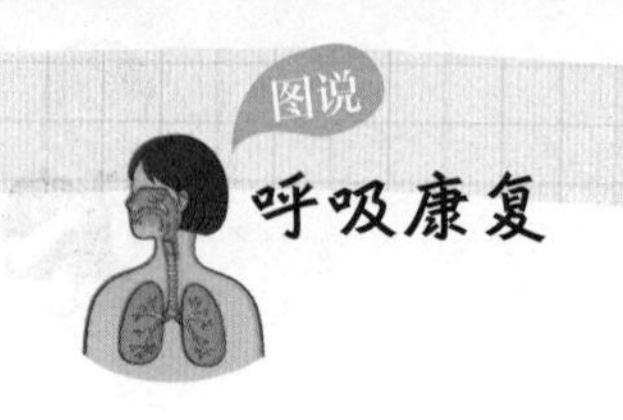


# 2 哪些人易患慢阻肺，慢阻肺主要表现如何

慢阻肺，或许称为“老慢支、气管炎”大家更为熟悉。它的全名是“慢性阻塞性肺疾病”，因此我们应规范称之为“慢阻肺”。慢阻肺属于慢性呼吸系统疾病中的一种，它主要与吸烟、大气污染、生物燃料（柴草、庄稼秆、动物粪便等）暴露、职业因素（职业粉尘、工业废气、室内污染等）及机体的个体因素有关。因此，慢阻肺偏爱以下人群：长期吸烟者及二手烟接触者、居住环境大气污染较重者（如北方雾霾天气）、农村

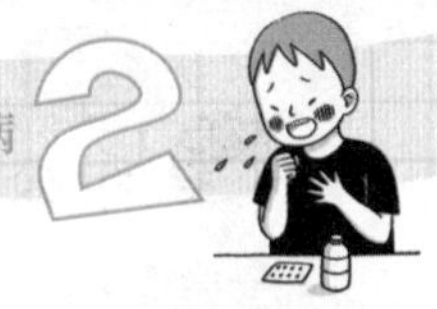

家庭主妇、长期粉尘或化学物质接触者、幼时反复呼吸道感染者、低体重指数者、营养状况较差者。

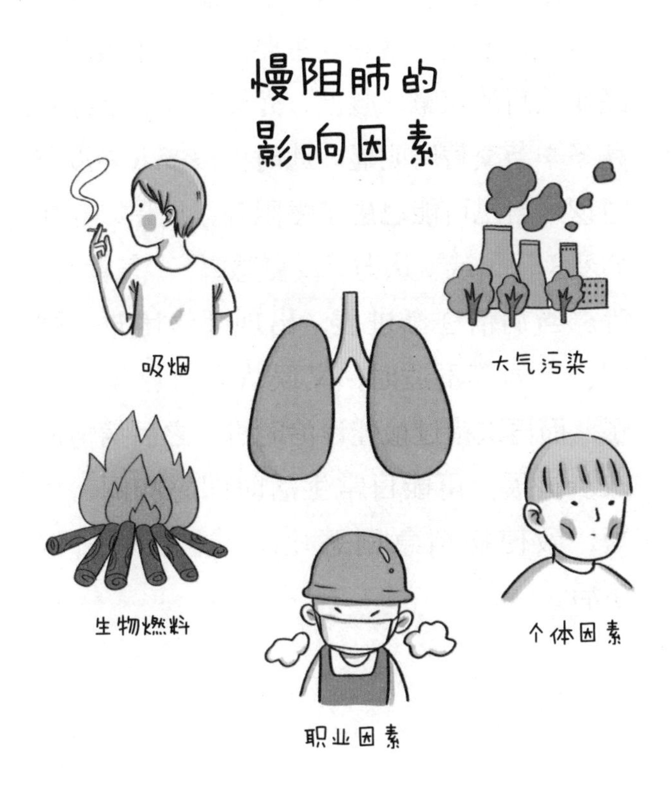

作为慢性气道疾病，慢阻肺主要以反复的咳嗽、咳痰、气短为主要症状，可表现为经年累月的咳嗽、咳痰，尤以晨起、受凉及秋冬季节交替时明显。此时，很多人并没有意识到自己可能已患了慢阻肺，只是以为体质变差了，或误认为“反复感冒”“气管炎”等。当病情逐渐进展，出现呼吸困难、胸闷、乏力等不适时，又误认为自己年纪大了，而再次错过最佳诊治时机。之后病情进一步进展，可能日常生活时即感胸闷、气短，致使病情急剧恶化，严重影响日常生活。

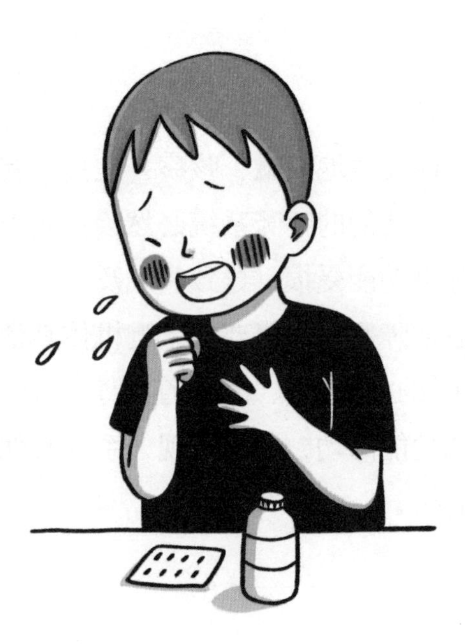

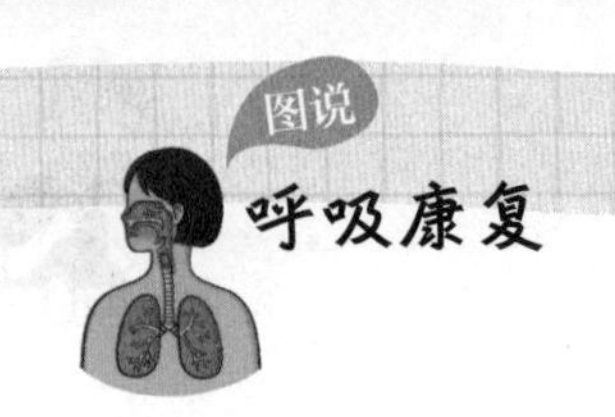

长期反复地咳嗽、咳痰，尤其伴有呼吸困难时，我们的呼吸系统必然会受到影响，致使呼吸功能受损，导致氧气及二氧化碳等气体运输障碍，最终亦会影响机体其他组织器官（如心脑血管、消化道、肾、肌肉骨骼等）的功能活动，进而出现一系列其他系统不适症状。

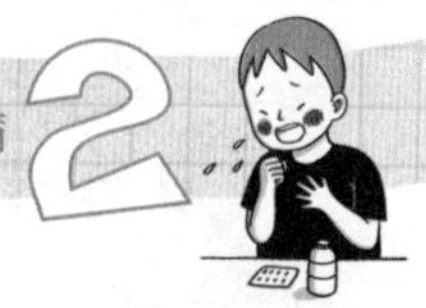

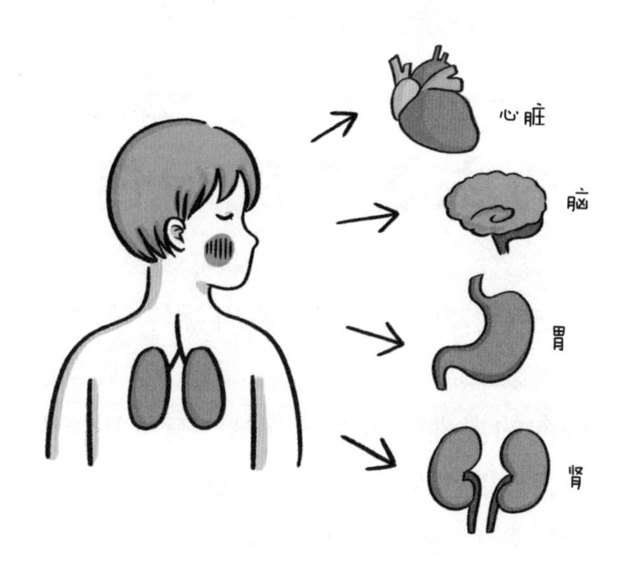


所以，当您或您周围人群存在上述危险因素，并出现上述症状时，应及时积极寻求呼吸专科医师的帮助，早诊断、早治疗。

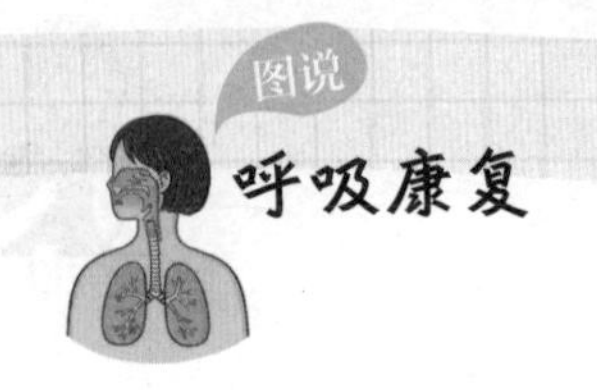


# 3 哪些人易患支气管哮喘，哮喘的主要表现如何

支气管哮喘（简称哮喘）俗称“吼病”，对于大家来讲并不陌生。哮喘是一种具有遗传倾向的慢性呼吸系统疾病。有哮喘家族史，患过敏性疾病（如过敏性鼻炎、湿疹、荨麻疹等），肥胖，儿童时期反复发生呼吸道感染，非母乳喂养，吸烟等相关人群是哮喘的高危人群。

典型哮喘的主要表现为反复发作的喘息、气急、胸闷、咳嗽，常于夜间和/或凌晨、冬春季节交替时出现或加重。不同于慢

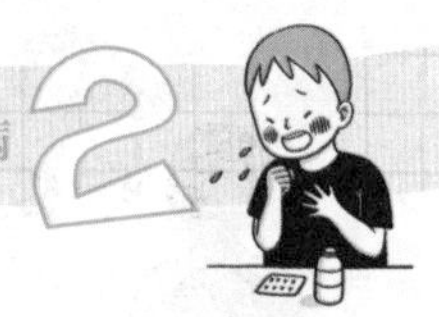

阻肺患者长年累月的持续咳嗽、胸闷，哮喘患者的不适症状通常来得快，去得也快。许多哮喘患者描述自己发作时诉“濒死感”，感觉气道突然关闭，既吸不进气也呼不出气。当上述不适症状缓解后，生活、工作可完全恢复正常。

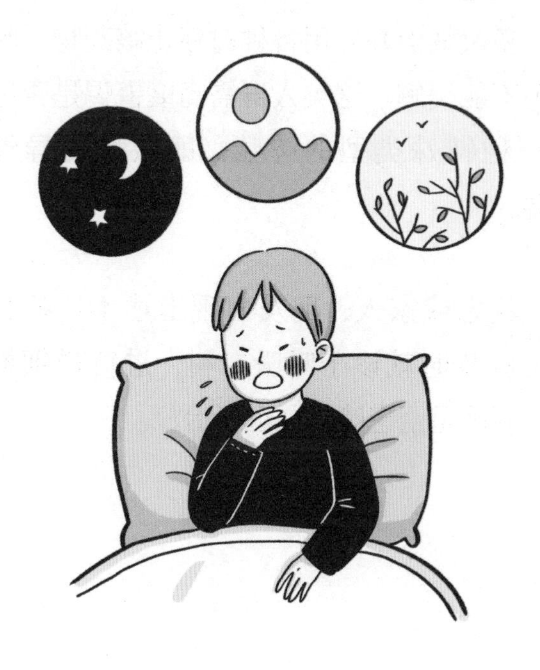

部分哮喘高危人群，仅表现为反复刺激性干咳，以夜间或清晨为著，但无明显喘息、气急、胸闷等典型哮喘不适症状及体征；多次就诊并应用各种对症止咳药物，咳嗽仍不能缓解。这类人群需高度警惕是否患有一种特殊类型的哮喘，即咳嗽变异性哮喘。

若您或家人、朋友出现上述不适症状时，应及时就诊于呼吸专科，进行详细检查，明确是否患哮喘并进行治疗。

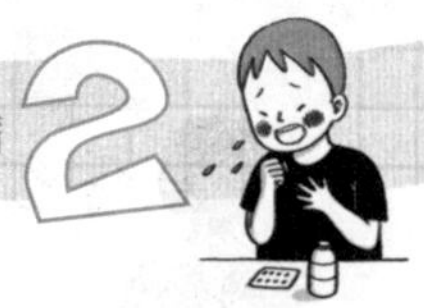

# 4 哪些人易患间质性肺疾病，间质性肺疾病的主要表现有哪些

与慢阻肺和哮喘相比，大家对间质性肺疾病（简称“间质病”）可能比较陌生。间质病的主要病变部位是肺泡之间的支撑部分。间质病不仅仅是单独的某一个疾病，而是一个疾病群，其包含了非常多的类别，是很多种疾病的一个总称。

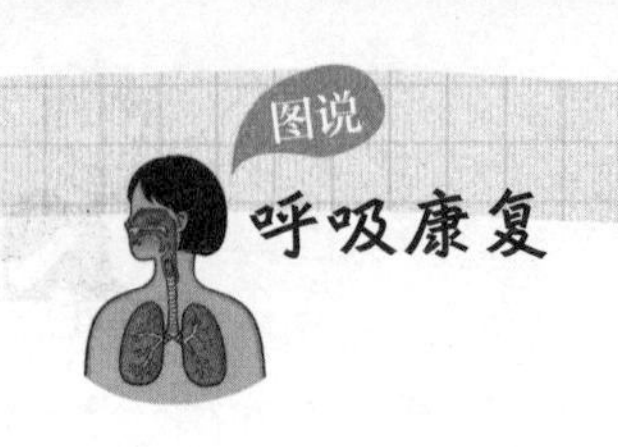

吸烟、粉尘或有害气体吸入、包含致敏物质的气体吸入、特殊药物和放射线的接触都是间质病的易患因素；除此之外，很多间质病实际上是系统性疾病在肺内的表现，其中自身免疫病是非常重要的间质病继发因素。此外，一些间质病还有家族性聚集的特点，有早年间质病起病患者的家族史，需要警惕有无遗传性间质病的可能。

间质病最常见的临床表现是干咳和活动后气短，有时还会出现发热、皮疹等全身多脏器受累的表现。需要注意的是，有些间质病发展速度非常缓慢，病初往往没有得到重视，当就诊的时候，疾病可能已经处于较为严重的时期，治疗上颇为棘手。那平时我们怎么才能知道自己是否患有间质病呢？通常，间质病患者的肺功能检查提示限制性通

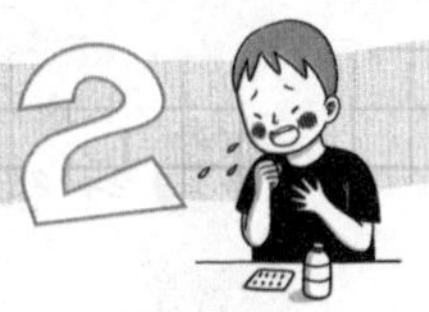

气障碍，胸部 CT 提示双肺多发蜂窝、网格、磨玻璃、牵拉性支气管扩张等，这些都是间质病的特征。因此，定期完善肺功能、胸部 CT 检查是非常重要的，尤其对于那些易患间质病的人群。一旦发现以上改变，需尽早就医，明确诊断并接受治疗。

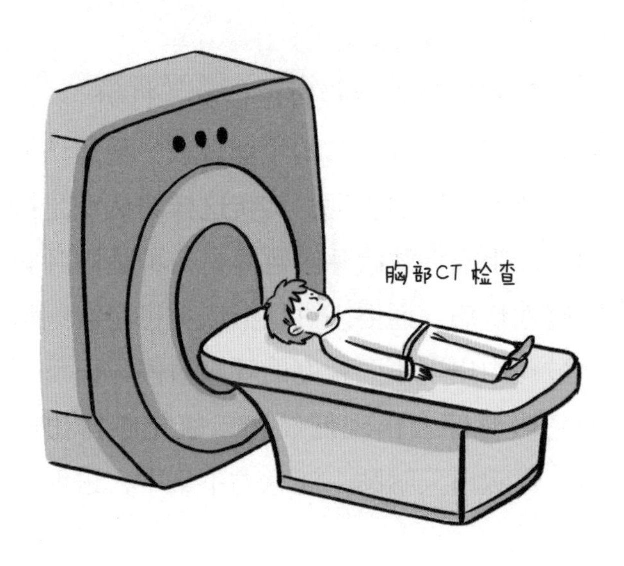

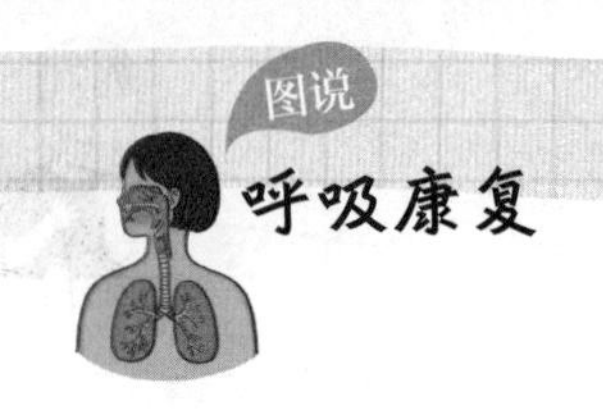


# 5 哪些人易患阻塞性睡眠呼吸暂停，其主要表现如何

阻塞性睡眠呼吸暂停俗称“打鼾”。很多人觉得打鼾是正常的生理现象，甚至认为是“睡得好”的表现，其实这样的认识是错误的。阻塞性睡眠呼吸暂停是一种睡眠呼吸障碍性疾病，通俗来讲是指该类患者夜间睡眠过程中出现不同程度的呼吸暂停，而反复的呼吸暂停会出现低氧和二氧化碳排出障碍，导致白天嗜睡、注意力不集中，进而影

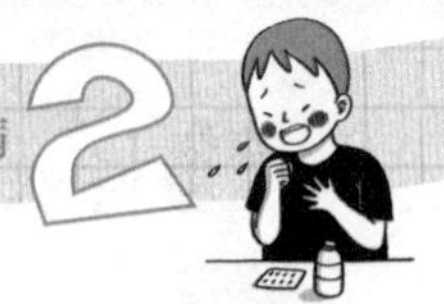

响工作、生活，甚至出现高血压、冠心病、脑血管疾病，严重者可发生夜间睡眠中猝死。

该病的发生主要与上气道狭窄或阻塞有关。因此，脖子粗短、体型肥胖，颌面结构不好，如龅牙或下巴短、扁桃体肿大特别明显、舌头大的人群易患阻塞性睡眠呼吸暂停。并且，该病在男性和绝经后的女性中更多见。

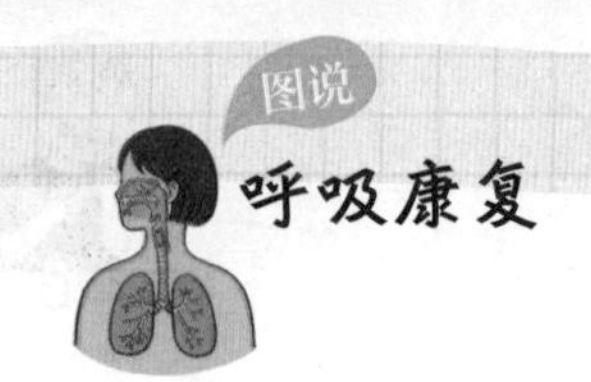

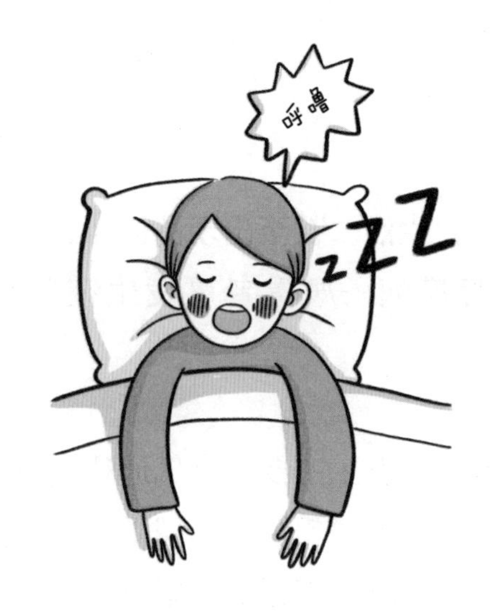


本病在睡眠中发病，且打鼾亦很常见，因此该病通常得不到重视。但该病患者鼾声非常响亮，而且断断续续，几声鼾声后鼾声可突然停止，此时同睡人可发现患者挣扎呼吸，严重者可出现睡眠中憋醒，伴有晨起口干、白天犯困等症状。

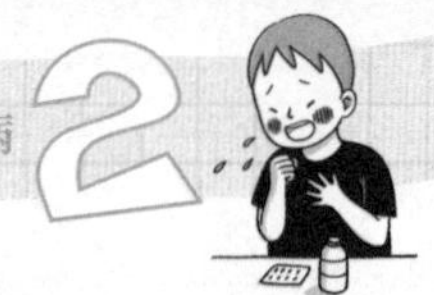

如果您或您的家人、朋友有上述症状，尤其已影响日常生活及工作、学习，需及早至睡眠呼吸障碍性疾病专科就诊。

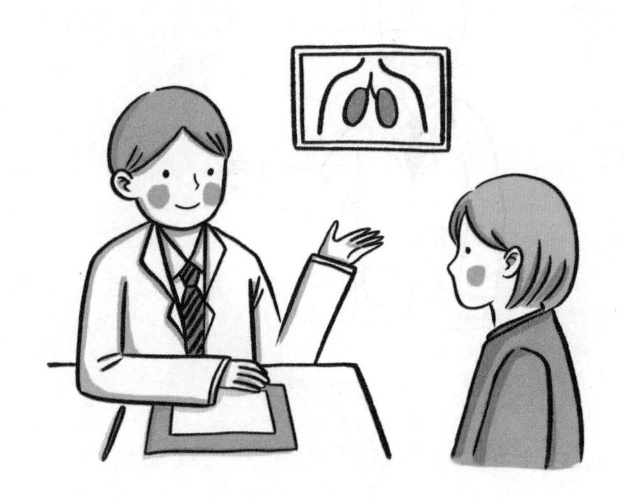

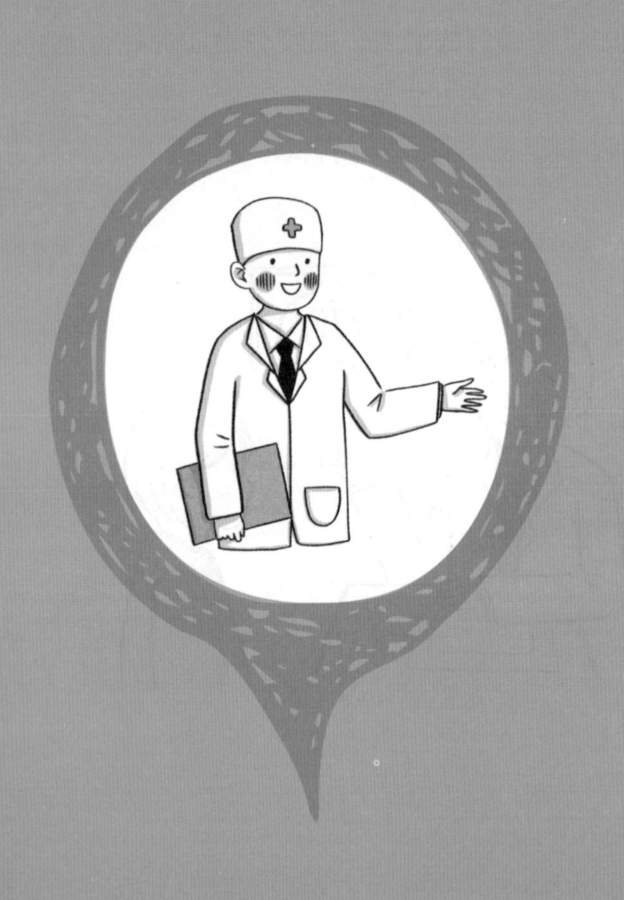

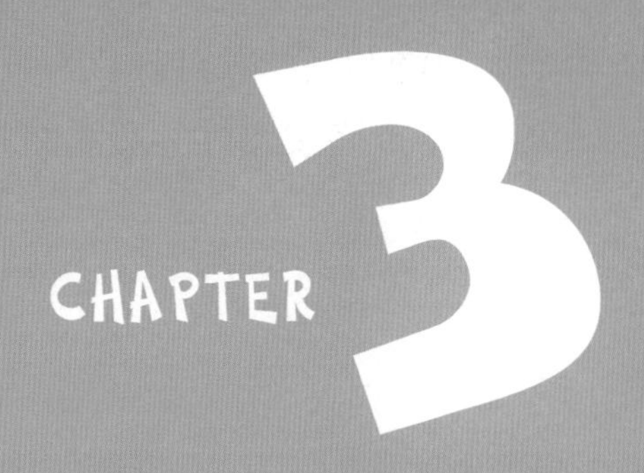


# 常见慢性呼吸系统疾病的检查方法

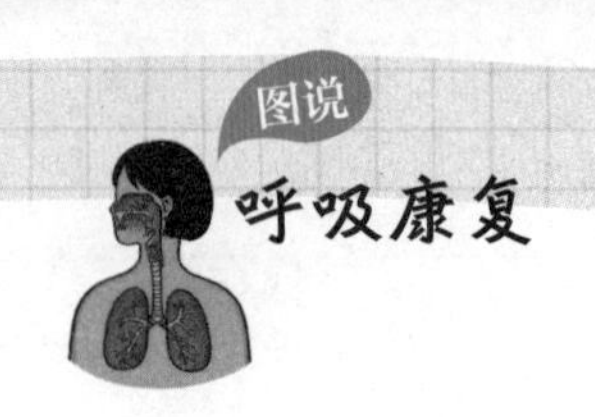


我们如何知道自己是否患慢性呼吸系统疾病，或者患慢性呼吸系统疾病后，需行哪些检查呢？

## 1 什么是肺功能检查，主要目的是什么

肺功能检查是一种无创检测手段，您只需要在专业技师的指导下完成吸气与呼气即可。大家熟悉的肺活量检查即属于肺功能检查的一部分。

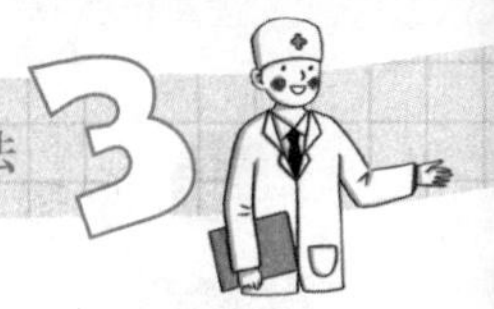

该检查是呼吸系统疾病最常见的检查方法之一，有助于对有呼吸系统症状（如呼吸困难、咳嗽、哮鸣）或呼吸系统疾病危险因素（如吸烟、职业暴露、家族史）的患者进行肺功能的评估，临床上广泛应用于呼吸系统疾病诊断及鉴别诊断、病情严重程度评估、药物治疗效果评价等。

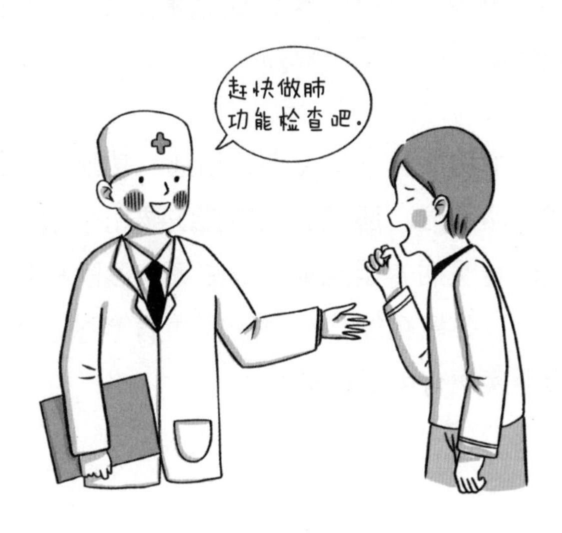

前面我们介绍了呼吸系统功能，即通过吸气，吸入机体所需氧气，通过呼气，排出机体代谢产生的二氧化碳等浊气，一吸一呼，即为通气功能。此外，氧气及二氧化碳均需在肺内进行气体交换后才能进入血液及排出体外，此气体交换过程，即为弥散功能。

肺功能基本检查即包括通气功能和弥散功能两部分。通气功能检查主要用于通气功能障碍疾病（慢阻肺、哮喘等）诊断和长期管理；弥散功能检查对于间质病等弥散功能障碍疾病有重要意义。

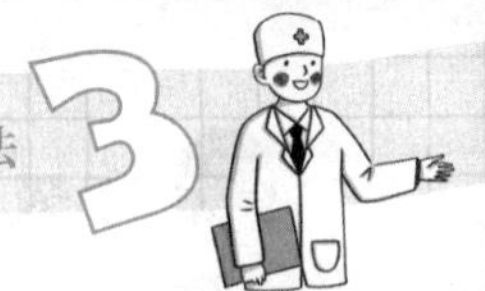

除此之外，肺功能检查可帮助麻醉技师及外科医师判断麻醉及手术风险，对具有呼吸系统疾病危险因素的人群行疾病筛查，并且该项检查在职业病鉴定方面亦有重要作用。

如您需行肺功能检查，请联系呼吸专科医师确定检查时机，了解相关注意事项。

# 2 胸部 CT 检查包括哪些方法，主要目的是什么

如果我们把呼吸系统比作一台机器，那么肺功能检查是为了了解这台机器的性能，而胸部 CT 检查则是用来评价这台机器各个零件有无损坏及所在部位是否合理。

胸部 CT 检查是目前最常用的肺部疾病影像学评估方法。与传统 X 线检查相比，胸部 CT 具有更高的对比分辨率，其横断面扫描使不同层面解剖结构不互相重叠，从而更清晰准确地反映病变情况。

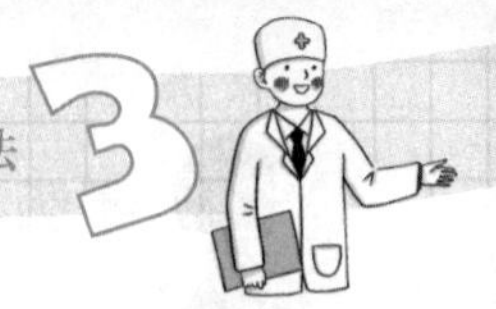


目前常用的胸部 CT 扫描方法有低剂量平扫 CT、普通平扫 CT、高分辨率平扫 CT 和增强 CT。其中低剂量 CT 辐射剂量较小，用于普通人群健康体检、高危人群疾病筛查、病变长期随访；若发现肺部病变则需进一步行更清晰的普通 CT 平扫；高分辨率 CT 扫描层面更薄，分辨率更高，可提供更详细信息，主要用于间质病的影像诊断；增强 CT 是在静脉内注射碘造影剂之后再行 CT 扫描，造影剂在随血液循环过程中显影，根据临床不同需求，技术人员会在造影剂分布的不同时期进行 CT 扫描，目前肺部增强 CT 已被广泛应用于胸部肿瘤、肺血管疾病等影像学评估中。

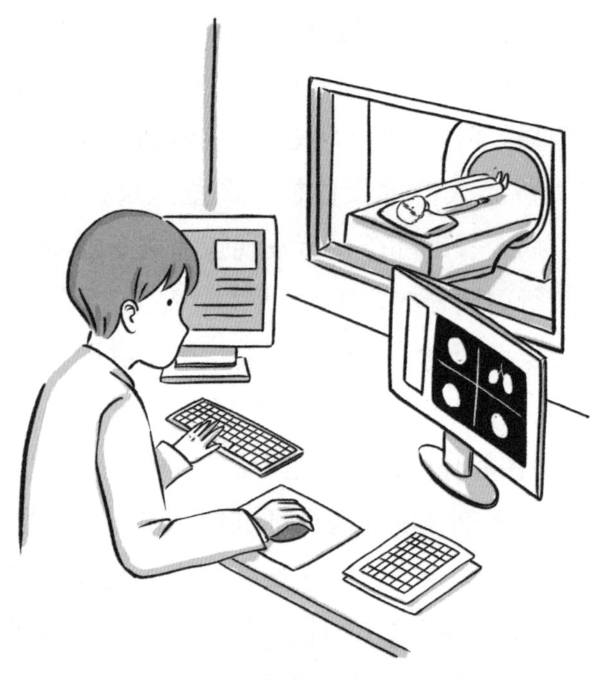

胸部 CT 检查

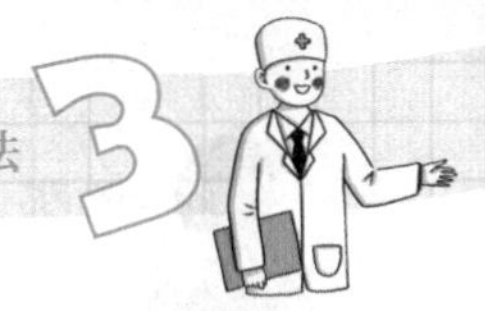

# 3 什么是多导睡眠监测，主要目的是什么

前面给大家介绍了阻塞性睡眠呼吸暂停，而要对该疾病诊治，则需要行多导睡眠监测。简单来说，就是借助专业检测仪器，记录睡眠过程中各项生理信号变化（包括脑电、肌电、心电图、呼吸气流、呼吸温度、血氧浓度、鼾声、睡姿体位等），睡眠医师利用获取的上述信号变化，分析患者整夜的睡眠状况，包括睡眠结构、睡眠阶段、呼吸

事件等。之后，睡眠医师会据此评估患者的睡眠质量，判断是否有生理性睡眠障碍（如睡眠呼吸暂停），最终为进一步治疗提供依据。

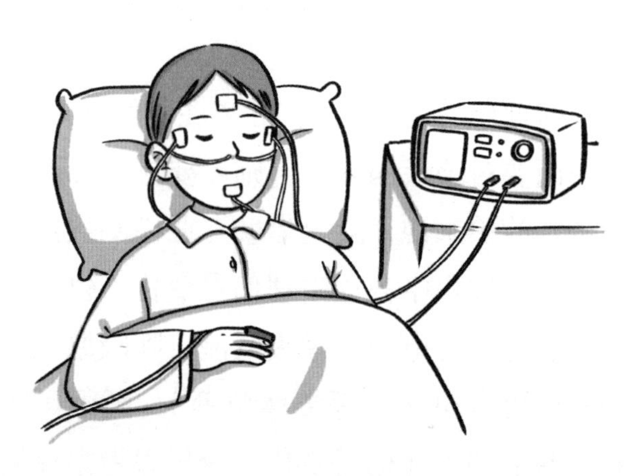

多导睡眠监测

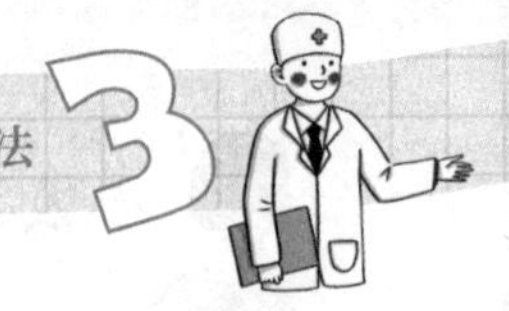


# 4 过敏原检测包括哪些，其主要目的是什么

由过敏反应导致的疾病，称过敏性疾病。如前所述，哮喘是一种过敏反应相关性疾病，许多环境因素如室内过敏原（尘螨、家养宠物、蟑螂）、室外过敏原（花粉、草粉）、职业性过敏原（油漆、活性染料）、食物（鱼虾、蛋类、牛奶）、药物（阿司匹林、抗生素）均可诱发哮喘。

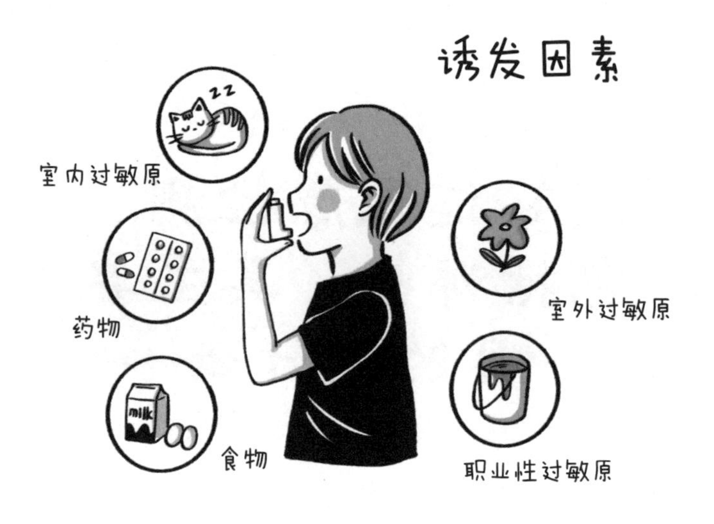


过敏反应可轻可重，轻者可表现为流鼻涕、打喷嚏、咳嗽、皮疹、皮肤瘙痒等，严重者可导致呼吸困难、过敏性休克，甚至猝死。因此，了解可能的过敏原，并在日常生活中尽量避免接触，可避免过敏反应及过敏引起的相关疾病（如哮喘发作）。而明确过敏原，则需借助过敏原检测。

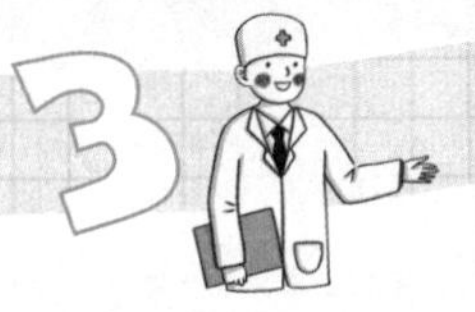

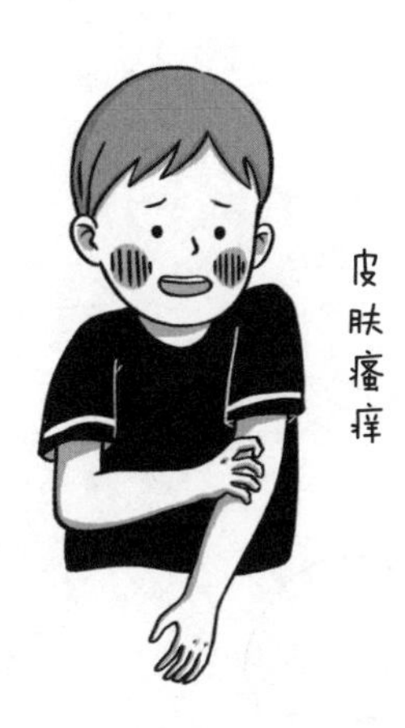


临床上常用的过敏原检测方法有以下两种：体内检测法，如皮肤点刺试验（SPT）、斑贴试验、激发试验等；体外检测法，如血清总 IgE、特异性 IgE 检测、食物不耐受检测等。

当您为过敏体质或有相关家族史时，并在日常生活中经常有与哮喘相关的不适症状发生，应积极寻求呼吸专科医师的帮助。

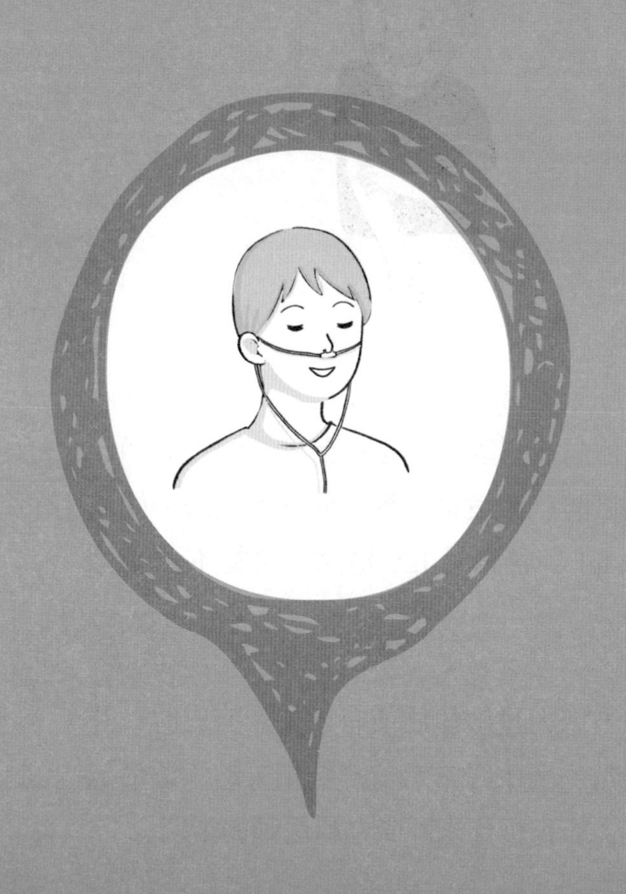

# CHAPTER 4

# 常见慢性呼吸系统疾病的主要治疗方法

对于慢性呼吸系统疾病，有哪些治疗方法呢？下面将逐一为您介绍。

# 1 慢阻肺常用治疗方法及注意事项

如果医师告诉您已患有慢阻肺，请不要惊慌，因为慢阻肺可防可治，不管什么时候开始诊治，都不算晚，但一定要重视。一旦确诊，应早期干预，积极预防急性加重，规范治疗，保持心情舒畅，争取保持较好的生活质量。

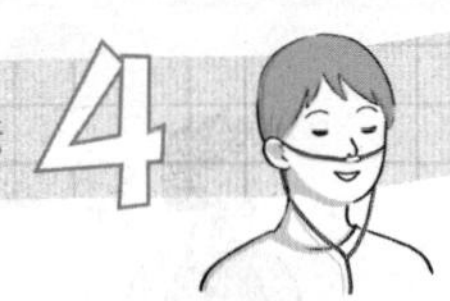

吸烟、空气污染等危险因素与慢阻肺的发生发展密切相关。慢阻肺防治，首先需控制危险因素，即患者应戒烟，避免二手烟接触，避免粉尘、烟雾及有害气体暴露，减少生物燃料使用，改善居住环境。

其次，上呼吸道感染是慢阻肺反复急性加重的主要诱因，因此应注意保暖，避免受凉感冒，秋冬季按时接种肺炎疫苗，流行性感冒季节按时接种流感疫苗。

同时，规范的药物治疗已在慢阻肺治疗中占主导地位。慢阻肺诊断明确后多数患者需要长期规律吸入支气管扩张药和/或糖皮质激素。不同于高血压、糖尿病等慢性病，治疗慢阻肺以吸入药物为主，市场上有各种各样的吸入装置，患者需在呼吸专科医师指导下选择合适的装置并学会正确使用，严格遵医嘱用药，不得擅自减药或停药。

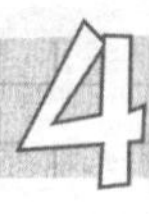

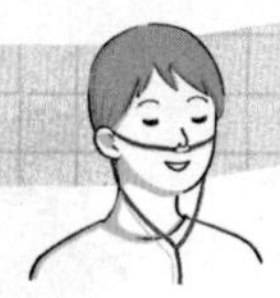

在规范药物治疗的同时，根据自身情况，患者可以选择肺康复锻炼、家庭氧疗等其他治疗方法。

此外，作为一种慢性病，慢阻肺患者应坚持定期于医院随诊，复查肺功能、胸部CT等，若发生肺心病、呼吸衰竭等并发症，还需定期复查心脏彩超、监测动脉血气分析等指标。

# 2 哮喘常用治疗方法及注意事项

相信大家对哮喘都不陌生。哮喘反复发作会严重影响患者的生活质量，甚至可能危及生命。那么，哮喘可以控制吗？答案当然是肯定的，但前提是一定要规范治疗。

哮喘是一种可防可治的慢性支气管炎症性疾病。哮喘的发生常常与接触过敏原等诱发因素有关（如上呼吸道感染、冷空气、运动、烟雾刺激、过敏原的接触等），因此哮喘患者均应了解并避免接触过敏原，防止哮喘发作。

一旦哮喘发作，需尽早脱离过敏原，并及时应用相关药物。治疗哮喘常用药物分为两类，即控制类药物和缓解类药物。控制类药物即需要长期规律应用的药物，如吸入性糖皮质激素（ICS）/长效 $\beta_2$ 受体激动剂（LABA）、缓释茶碱等均属此类；缓解类药物又称急救药物，即哮喘症状发作时按需使用的药物，如沙丁胺醇气雾剂等。

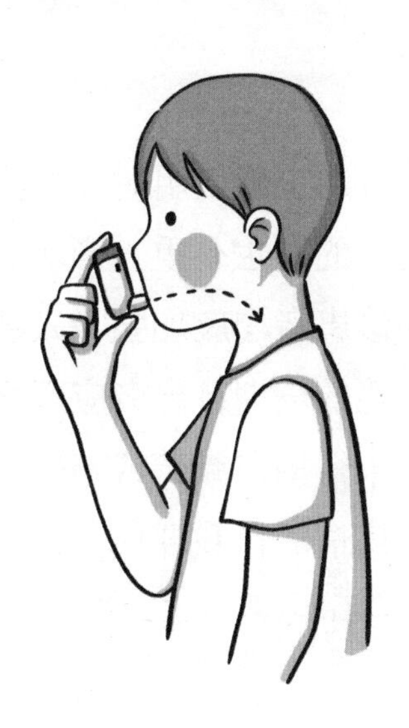

与慢阻肺一样，哮喘需要长期规范药物治疗及随访。药物治疗以吸入糖皮质激素为核心。激素并不像大家想象的那么可怕，尽管有各种各样的不良反应，但对于哮喘患者，激素的恰当使用绝对是利大于弊。并且对于大多数哮喘患者，激素的应用为吸入性，药物作用于支气管局部，效果佳而全身不良反应小。

吸入装置的正确使用对哮喘治疗效果及药物不良反应的发生有重大影响。因此，对于初治及随诊患者均应加强吸入装置正确使用方法及技巧的培训，患者应严格遵循专科医师医嘱，不得擅自减药或停药。此外，患者还应学会病情的自我评估及监测，与医师建立良好的合作关系，主动按时门诊随诊。

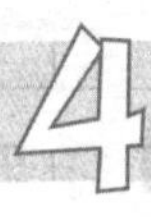

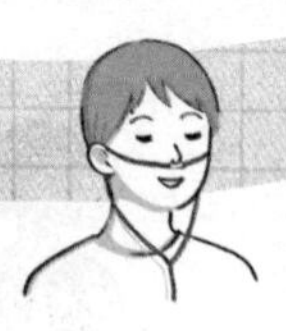

# 3 间质性肺疾病常用治疗方法及注意事项

如前所述，间质病以肺泡间隔纤维化和非感染性炎症为主要特征，该类疾病患者最常见的不适症状即干咳和活动后气短。因此，间质病的治疗主要包含两部分：一是控制症状，二是减少炎症和延缓纤维化进度。

间质病不适症状主要源于低氧，因此氧疗对于间质病患者非常重要，尤其是氧疗能够明显减少气短症状并改善活动耐量。除了气短以外，咳嗽亦是困扰间质病患者的常见症状，若咳嗽明显影响患者的生活起居，可口服抗组胺药或可待因等镇咳药物，特发性肺纤维化患者亦可短期口服沙利度胺。

除控制症状外，减少炎症、延缓纤维化进度，是间质病患者亦应知晓的问题。间质病导致的炎症是非感染性炎症，所以老百姓听到“炎症”二字就盲目使用抗生素“消炎”，然而抗生素针对间质病是没有任何效果的。对间质病的非感染性炎症主要是使用糖皮质激素治疗，患者因为惧怕不良反应而不使用激素，会导致呼吸功能的进行性恶化，最后导致不可逆转的结局。

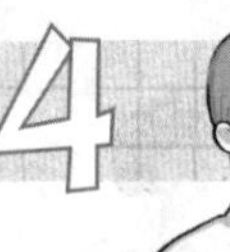

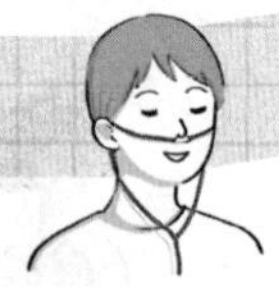

除了减少炎症之外，治疗间质病另一个目的就是延缓纤维化进度，但纤维化并非出现在所有间质病中。对于明确致纤维化类型的间质病，可使用抗纤维化药物。目前全球仅上市两种抗纤维化药物，即吡非尼酮和尼达尼布，这两种药物作用靶点都是减少纤维化的形成，但对于已形成的纤维化，是无法逆转的。

综上，肺纤维化治疗是目前肺疾病的硬骨头。已形成的纤维化，目前没有好的逆转手段，因此尽量避免间质病的诱发和加重因素，在早期也就是炎症期及时治疗，有条件的患者尽早使用抗纤维化药物，尽量使肺纤维化的发生发展延后是延长寿命、改善生活质量的根本之道。

# 4 睡眠呼吸障碍性疾病常用治疗方法及注意事项

睡眠呼吸障碍性疾病中最常见的是阻塞性睡眠呼吸暂停，即人们经常称之为“打鼾”。一般人认为打鼾不是病，不需要治疗，其实不然。

打鼾是具有一定潜在危险的疾病，除导致或加重呼吸衰竭外，还是高血压、冠心病、心肌梗死及脑血管意外等疾病的独立危险因素，也是临床上猝死的常见原因之一。

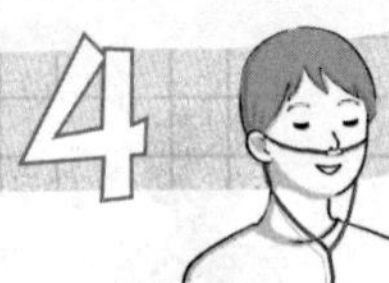


打鼾的常用治疗方法：①持续气道正压通气是中重度阻塞性睡眠呼吸暂停的首选治疗方法，需要医师给予合适的呼吸机类型及压力处方。②口腔矫治器治疗。③鼻咽部手术治疗，主要是解除鼻腔及咽部气道的狭窄，但需严格掌握适应证，且术后有一定复发风险。

睡眠呼吸障碍性疾病患者日常生活中还应注意：①减肥，控制体重。②侧卧位睡眠。③戒烟、戒酒。④慎用镇静催眠类药物。⑤注意定期复查。⑥注意合并症的治疗。

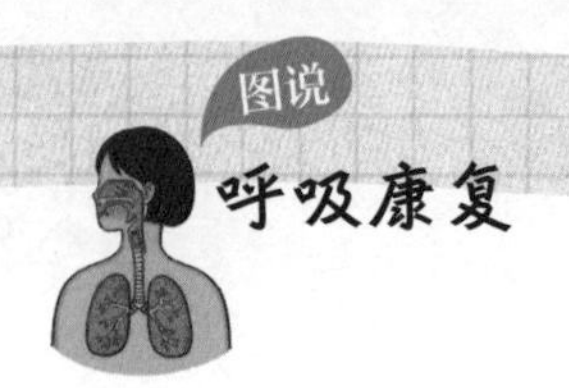
图说
呼吸康复

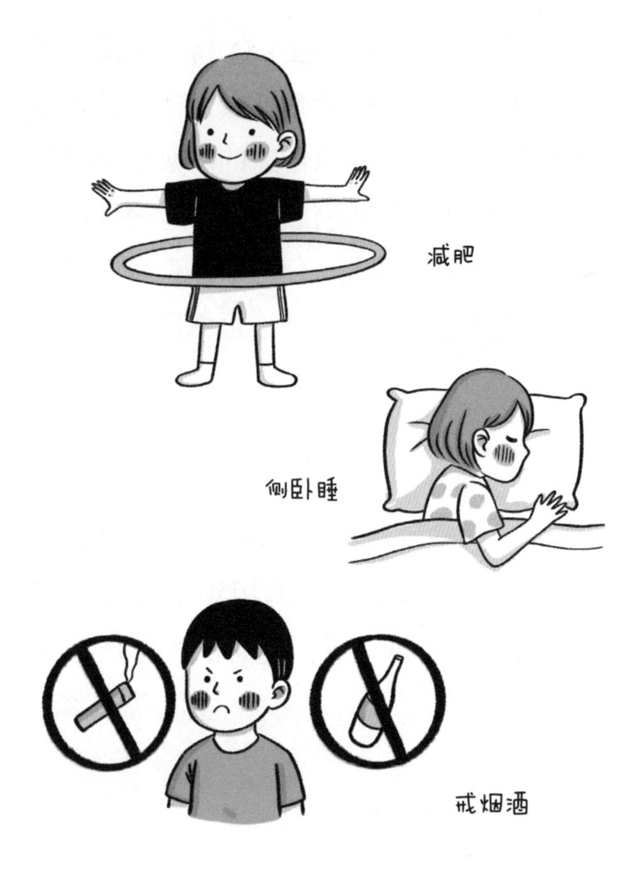
减肥
侧卧睡
戒烟酒

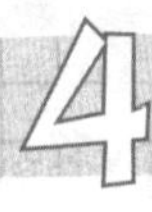
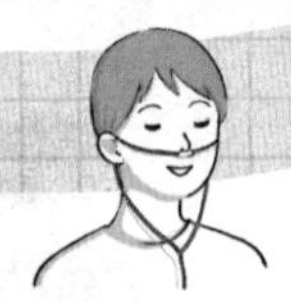

# 5 药物治疗对慢性呼吸系统疾病的重要性

目前许多人把“是药三分毒”这句话当作“吃药中毒是必然的”，显然这种字面上的解释是不对的。药物治疗对慢性呼吸系统疾病患者有着至关重要作用。一个关心自己的患者，应该知道什么时候服药、什么药应该坚持服用。当然，这不能只依靠患者，亦需患者定期随诊，根据病情及时调整用药方案。

慢阻肺作为典型的慢性呼吸系统疾病，对于药物的需求是非常明确的。首先，慢阻肺患者的肺功能多数情况下均呈现缓慢下降的特点，因此坚持使用吸入药物能够减缓肺功能恶化的速度，改善生活质量，延长生存时间。其次，慢阻肺患者如合并肺部感染、肺栓塞等可能出现急性加重，会进一步损伤肺功能，而吸入药物可减少慢阻肺急性加重的次数。此外，慢阻肺患者通常联合用药，联合用药能更有效改善患者的肺功能，但也会带来更多的药物不良反应。因此，慢阻肺患者应把自己的合并疾病和实时状态有效提供给临床医师，并定期复查肺功能，灵活机动调整用药。

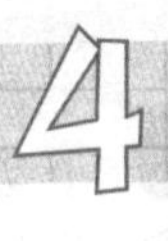

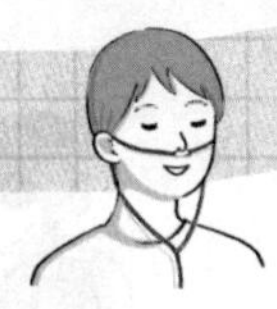

对于大多数间质病患者，药物治疗亦具有重要的意义，主要针对肺泡间质炎症和纤维化。其中，抑制炎症的有效武器就是糖皮质激素，通过使用激素，减少炎症反应，从而降低未来纤维化发展的可能，但对于高龄，合并高血压、糖尿病、骨质疏松等疾病的患者，需仔细斟酌使用糖皮质激素的时机、剂量和减量速度，这种状态是长期平衡药效与副反应之间的博弈。另外，抗纤维化药物在间质病发生发展中亦具重要作用，它能够一定程度延缓疾病进展。

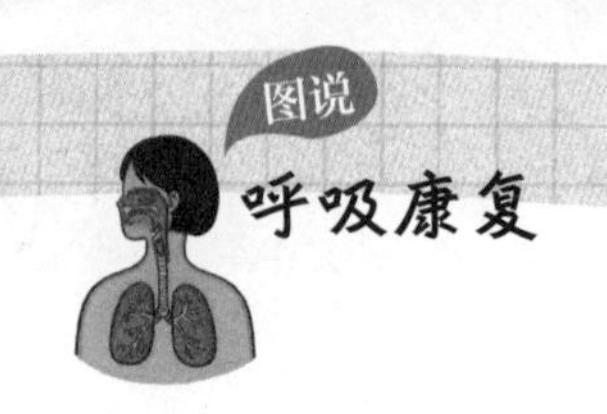


# 6 什么是长期家庭氧疗，家庭氧疗有哪些好处

若您在静息状态下出现以下情况：精神差、全身疲倦乏力、记忆力变差、头晕眼花，甚至出现胸闷气急、口唇指甲变紫等症状，提示您的身体缺氧了。此时医师会给您测一下指脉氧或者查一下动脉血气分析，若动脉血气分析提示氧分压≤ 55mmHg 或测指脉氧 <88%，不管有没有二氧化碳潴留；或者动脉血氧分压大于 56mmHg 但小于 60mmHg，指脉氧 <89%，但伴有继发性红

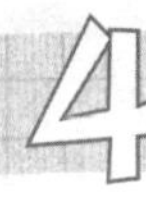
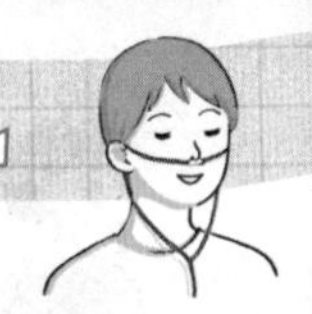

细胞增多、肺动脉高压、右心功能不全导致水肿之一者，均提示您除了药物治疗外，还应该长期家庭氧疗。

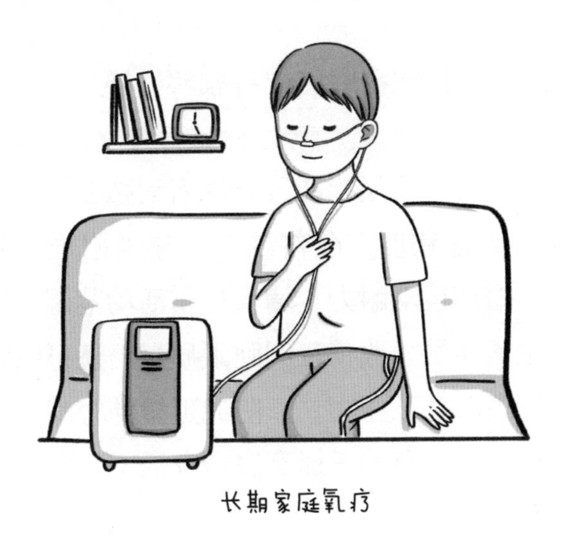

长期家庭氧疗

### （1）什么是长期家庭氧疗

长期家庭氧疗（LTOT）是患者在日常生活中需要长期甚至终身低流量（一般鼻导管吸氧每分钟1～2升）吸氧，并且每天连续使用氧气不得少于15小时。

### （2）长期家庭氧疗有哪些好处

长期家庭氧疗能改善患者动脉血氧分压及血氧饱和度，改善缺氧、呼吸困难等症状，增加运动耐力，增大日常活动范围，提高生活质量，改善夜间睡眠质量；还可以降低患者肺动脉压力，预防或延缓肺心病的发生和发展，有助于提高患者存活率，延长生存期。

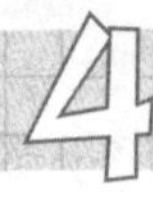

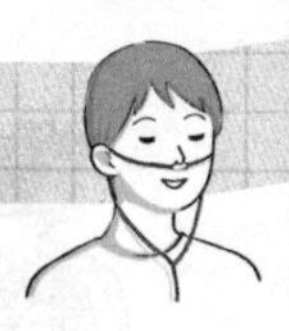

# 7 长期家庭氧疗的设备有哪些

常用的供氧设备有以下三种：

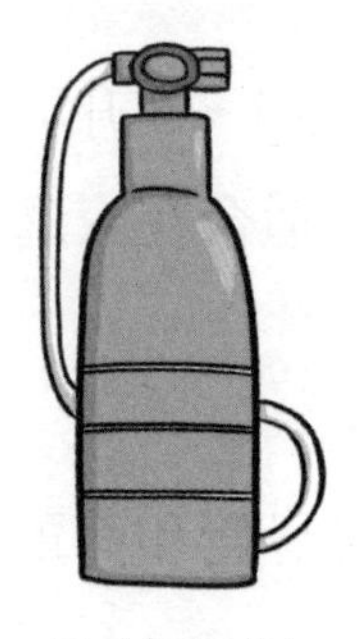

压缩氧气瓶

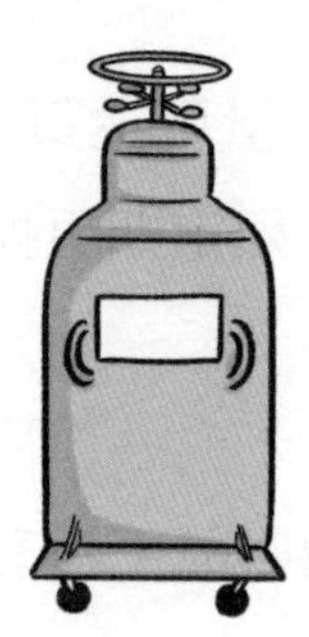

液氧罐

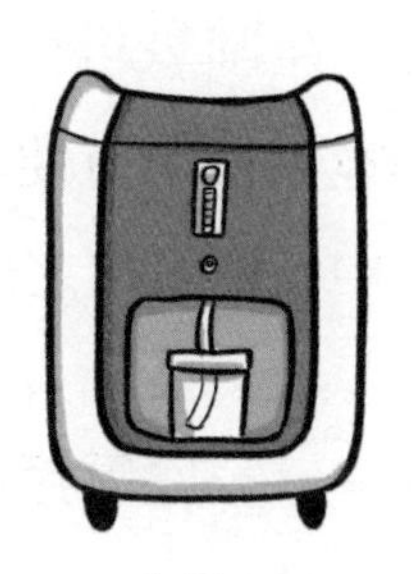

制氧机

**压缩氧气瓶：**必须是医用氧气，瓶内所装为纯氧，配置减压器和流量计。主要优点是价格便宜，容易获得；缺点是笨重，贮氧量少，需要反复充装。

**液氧罐：**此罐多为钛合金装置，重量轻（3 千克），便于外出携带，供氧时间为 6 ~ 8 小时。

**制氧机：**氧流量可达每分钟 3 ~ 5 升。室内使用方便，无须定期更换，适合在家庭中长期氧疗之用。

家庭氧疗常用吸氧工具有鼻导管和面罩两种。

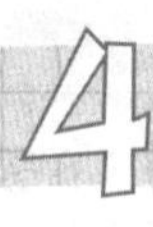

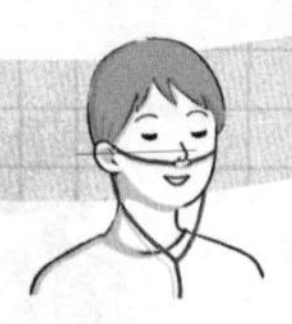

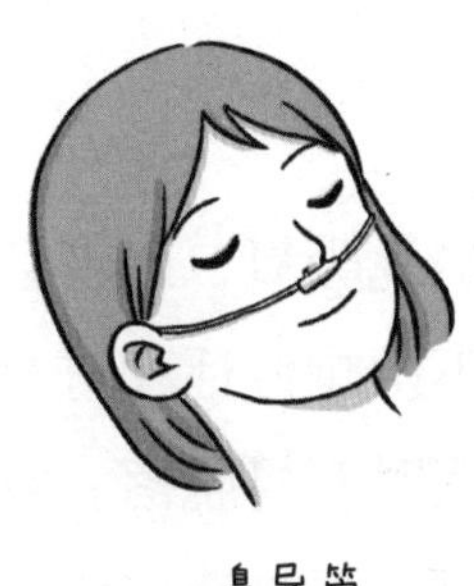

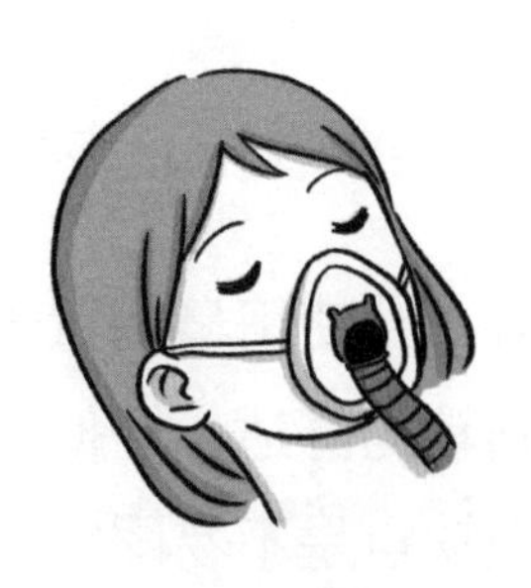

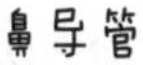

鼻导管　　面罩

鼻导管：首先应检查鼻导管是否通畅，是否有分泌物堵塞。在使用时，应闭上嘴巴，用鼻子吸气。若用嘴呼吸，会影响吸入氧浓度，且导致口干舌燥。长期使用单侧鼻导管，对鼻咽部刺激较大，可能感到不舒服。若使用鼻塞置于前鼻孔吸氧，患者会感到较为舒适、轻便，也不影响说话和进食；但缺点是不易固定，睡眠时容易脱落。双侧鼻导管可插入两侧鼻前庭，不易造成脱落，且容易耐受。

**面罩**：面罩吸氧虽然有效，但影响说话和进食，且长期使用还可引起面部压迫性损伤，故只能短期使用。

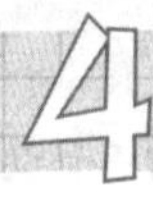

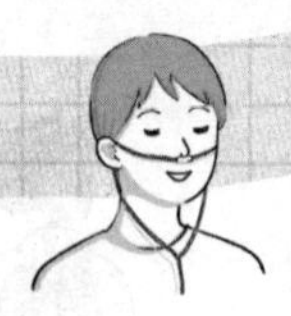

# 8 长期家庭氧疗注意事项有哪些

（1）掌握氧疗的时间及氧流量：吸氧并不是病重的表现，也不是只有自觉症状加重了才需要吸氧。规范吸氧既不会使机体产生依赖，也不会导致氧中毒。长期家庭氧疗一般认为每天至少 15 小时，切不可自行缩短吸氧时间。一般主张低流量吸氧，即吸氧流量为每分钟 1 ~2 升；若需要增大流量，需在医务人员的指导下进行调节。

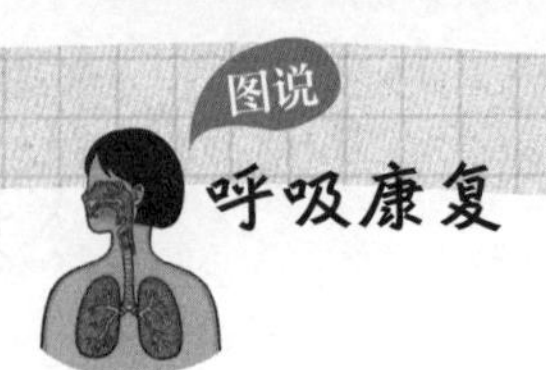

吸氧时间每天至少 15 小时
吸氧流量为每分钟 1 ~ 2 升
判断是否有氧气气流
观察吸氧效果

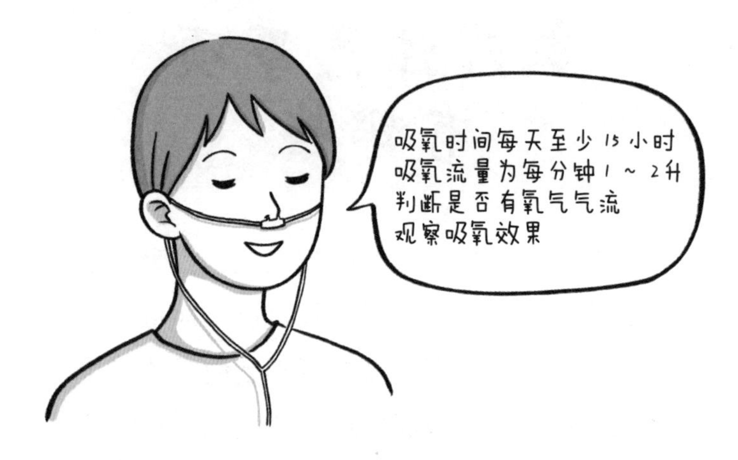

# 长期家庭氧疗注意事项

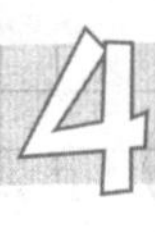

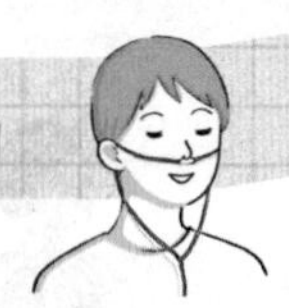

**（2）学会判断是否有氧气气流**：要确定鼻导管内是否有氧气逸出，最简单的办法是将鼻导管弯曲，然后放开，感觉鼻腔内是否有氧气进入。也可以将鼻导管开口放入盛水的杯子内，如果有气泡溢出，则说明有氧气流。

**（3）学会观察吸氧效果**：如果吸氧后，发绀减轻或消失，呼吸减慢而平稳，心率减慢，血氧分压和血氧饱和度上升，说明氧疗效果好。反之，若有意识障碍，呼吸困难加重，应请医务人员指导。

**（4）安全提示**：使用上述供氧装置时，一定要注意安全，在吸氧处 2 米以内严禁明火，如点蜡烛、烧液化气等。氧气瓶需固定妥当，防止曝晒和振动。

# 9 无创呼吸机的选择、使用方法和注意事项

家庭无创呼吸机主要目的是降低体内二氧化碳水平、提高机体氧合、缓解呼吸困难以及改善睡眠时上气道梗阻情况等，故常用于慢阻肺、肺心病、睡眠呼吸暂停综合征、肥胖低通气综合征、慢性心衰等患者。

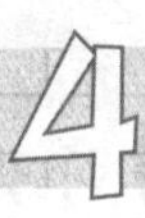

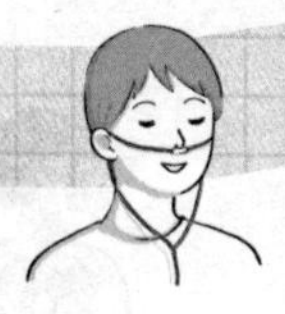

市场上出售的家庭无创呼吸机有很多种，因不同疾病的发生机制及治疗目的不同，所以对于无创呼吸机的类型选择还是有一定的区别。对于慢阻肺等合并体内二氧化碳潴留和/或呼吸肌疲劳的患者，可选择双水平气道正压通气呼吸机；对于伴有睡眠时上气道梗阻（“打鼾”）患者，如睡眠呼吸暂停综合征，可选择持续气道正压通气呼吸机。

无创呼吸机的选择和参数设定一定要遵照医嘱。若出现不耐受或呼吸困难症状加重应及时就医；每日佩戴无创呼吸机时间应尽可能延长，尤其要增加夜间使用时间；佩戴时要避免大量漏气，漏气量 < 每分钟 25 升。若为单纯阻塞性睡眠呼吸暂停综合征患者，白天清醒状态下无缺氧表现的，无须配合氧气治疗；若清醒状态下有缺氧，则需在专科医师的指导下同时配合氧气治疗。

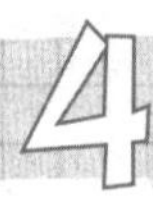

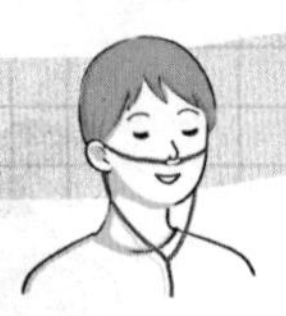

# 10 居家如何减轻气道干燥

气道干燥会严重损伤气道的保护屏障，易致鼻黏膜破损出血、气道黏液黏稠，不易咳出，加重气道炎症，甚至会诱发肺炎而需住院治疗。为了减轻居家中气道干燥，建议每天适量饮水，每日饮水量保证在 1500 ~ 2000 毫升；晨起后补充水分效果最佳，但对于心功能受损人群，一定避免暴饮。多食用富含水分的水果和蔬菜，如苹果、梨、柑橘、萝卜、黄瓜等。通过加湿器增加家庭环境的相对湿度，但一定要经常清洗湿化器和更换湿化水。适当肢体运动亦能促进气道黏液清除功能的改善。对于气道功能严重受损的患者，尤其对于保留有人工气道的患者，建议购买专业加温湿化装置温湿化吸入气体。

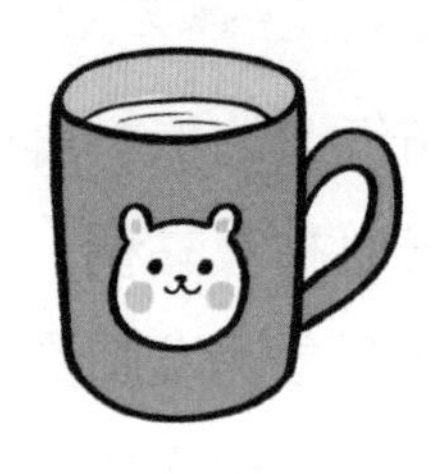


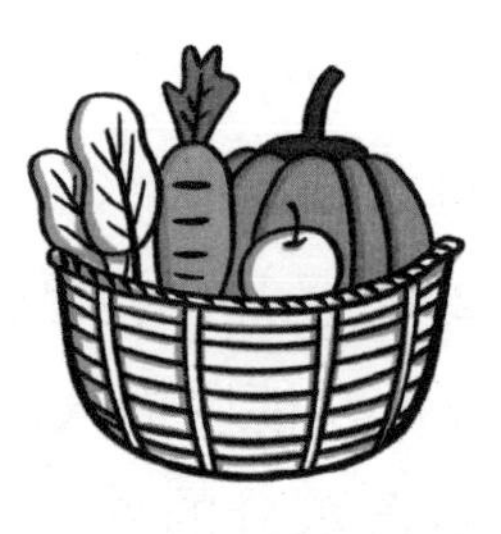


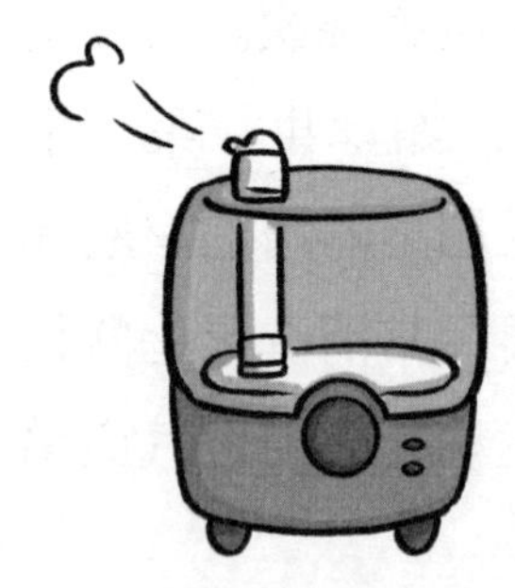

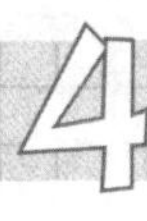
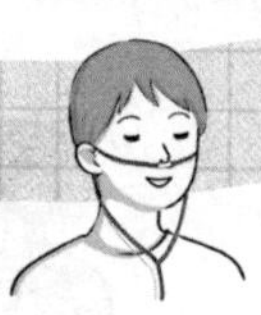

# 11 为何要接种流感疫苗和肺炎球菌疫苗

俗话说“三分治，七分养”，对于慢性呼吸系统疾病来说，预防比治疗更重要。大多数慢性呼吸系统疾病，如慢阻肺存在呼吸系统结构的异常及气道黏膜保护屏障功能的下降，很容易受到病原体的侵入，而病原体侵入不仅引起上呼吸道感染、急性支气管炎、肺炎等，更可怕的是会诱发呼吸慢性病的急性加重，导致患者病情加重甚至住院治疗，而每一次的急性加重除了增加患者的医疗支出外，亦会让肺功能进行性恶化。因此，慢阻肺等呼吸慢病患者均应每年接受流感等疫苗的注射，防止疾病反复加重。注射疫苗的时机一般是每年的 9～11 月份。

常用疫苗有以下两种：

| 疫苗名称 | 可预防疾病 | 适用人群 | 免疫程序 |
|---|---|---|---|
| 流感疫苗 | 流感病毒引起的流行性感冒 | 老年人、儿童等免疫力低人群、医务工作者、慢性疾病患者 | 每年 1 次，秋季为佳 |
| 肺炎球菌疫苗 | 肺炎球菌引起的感染 | 老年人、慢性疾病患者、免疫力低人群 | 终身 1 次，慢病患者每 5 年 1 次 |

注射疫苗的注意事项：

按时接种；
留观 20～30 分钟；
生病期间不接种；
注意不良反应。

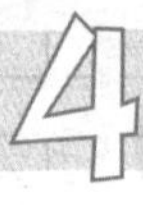

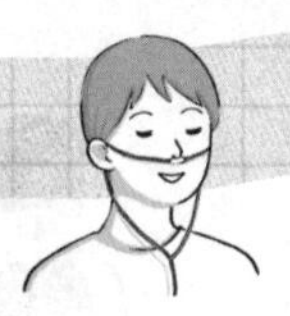

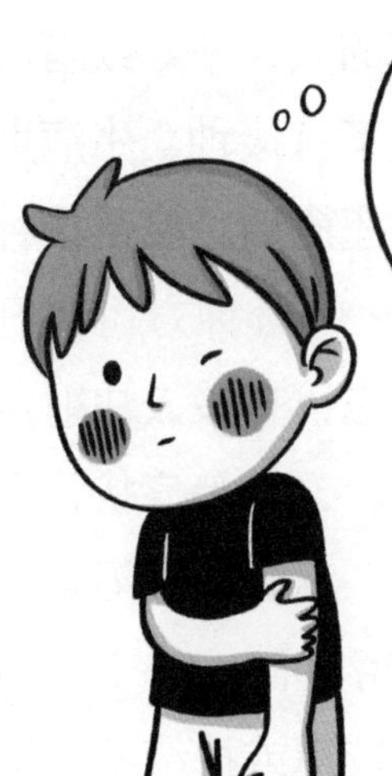

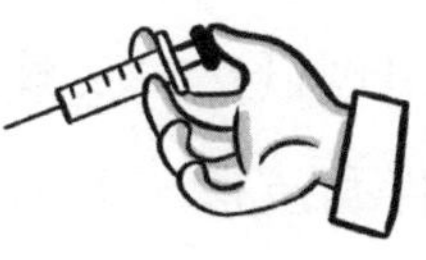

打疫苗注意事项

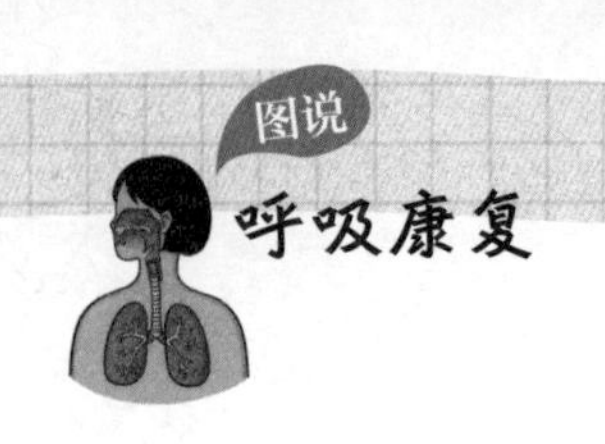


接种疫苗前您应该熟悉自己的过敏史，注射疫苗前须向医师或护士询问该疫苗的注射禁忌，过敏者严禁注射疫苗；携带艾滋病病毒，或者接受类固醇、放射治疗、化学治疗等治疗而免疫力低下的人，孕妇或者准备在一个月内怀孕的女性不宜接种；生病期间不接种疫苗，可推迟至痊愈后。疫苗接种完成后要在医院观察 20 ~ 30 分钟方可离开，避免发生严重的过敏反应；有些人注射疫苗后，会出现低热、头痛、乏力等症状，个别人还会伴有皮疹、恶心、呕吐、腹泻等，这些都属于正常现象，不用担心，1 ~ 2 天后反应会自然消失；若症状较重或持续不缓解，应及时至免疫接种门诊或专科就诊。

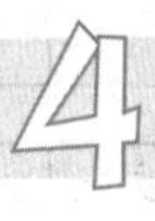

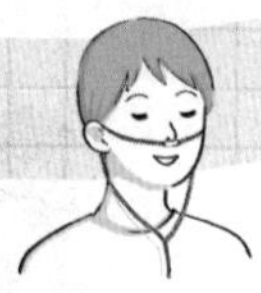

# 12 哪些疾病适合肺移植，如何咨询医师

肺移植也就是人们常说的“换肺”，是通过手术方式，将供体健康的肺移植到患有肺部严重病变的受体身上，来替代原有肺的功能。肺移植是许多终末期慢性呼吸系统疾病患者的唯一有效的治疗方法，目前可通过肺移植治疗的疾病主要包括：间质病、慢阻肺、支气管扩张、肺动脉高压及极小部分肺部恶性肿瘤等。

当上述疾病尽管进行了最大限度的治疗（包括药物、肺康复、氧疗等），疾病仍持续进展至活动耐量或肺功能进行性下降达到一定指征时，应听从呼吸内科医师建议，及时到肺移植专科门诊或专家处评估是否需要肺移植治疗及合适的手术时机。

需要注意的是，尽管肺移植是终末期慢性呼吸系统疾病的唯一治疗方法，仍应该及时到专科评估，避免拖延至濒死状态再来寻求肺移植，这将大大降低手术成功率，并很可能面临等不到匹配肺源的风险。

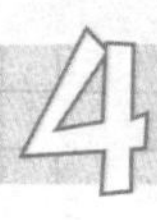

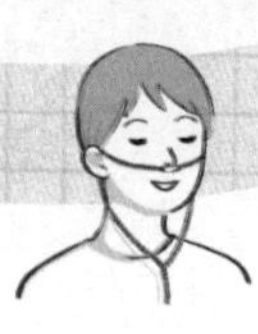

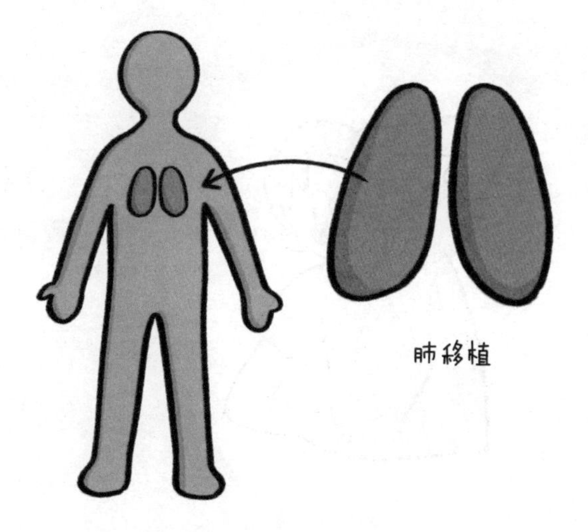

肺移植

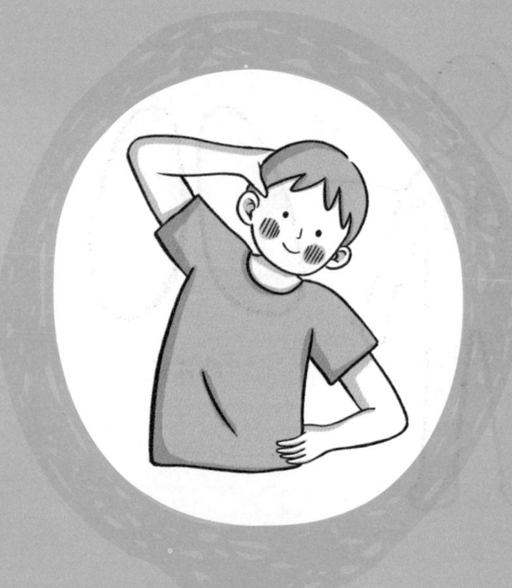

CHAPTER 5

# 肺康复

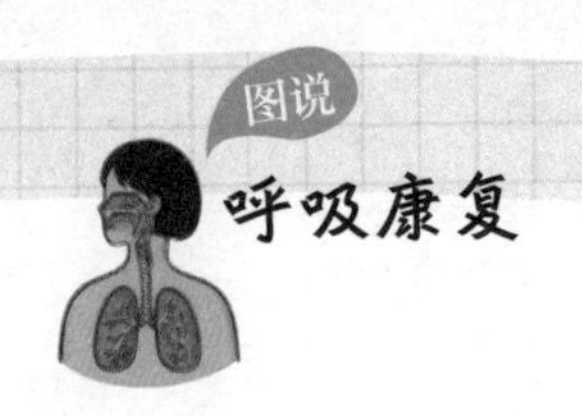

# 1 什么是肺康复

对于慢性呼吸系统疾病，预防治疗急性加重仅仅只是第一步，漫长的康复之路是决定您今后生活质量的关键所在，即找回生命的尊严。或许您对肺康复还不熟悉，下面的内容将让您对肺康复有一定了解。

肺康复是针对肺病患者的一项综合治疗。目前国际上权威指南指出，所有伴随气促、咳嗽、运动耐量下降、呼吸困难、咳痰慢阻肺患者或/及经过药物治疗后仍有功能下降（运动能力下降、生活质量受影响）患者均需进行系统的肺康复治疗。经过系统肺康复，可提高慢阻肺患者生活质量，改善气促，提高运动能力。早期肺康复介入，可减少患者反复住院频率，减少医疗费用支出。

以慢阻肺为代表的慢性呼吸系统疾病患者，其共同特点是长期带病生存，不可根治。因此，需要患者自己学会与疾病共处，学会如何用药，如何运动，如何预防急性发作，如何缓解气促症状，如何自我清除痰液，如何饮食等。这些均是个性化肺康复计划应该包含的内容。仅仅给予患者单纯的药物治疗，并不能阻止患者肺功能下降、改善未来预后。

很多慢性呼吸系统疾病患者，因为严重的气促，采用静坐生活，即大部分时间是卧床、坐位休息。而长期的静坐生活，反而会导致心功能下降、神经控制能力减弱、骨骼肌失用性萎缩，进一步加重患者气促症状，形成恶性循环。以“运动治疗、患者自我管理教育、行为改变”为核心的肺康复计划，可以有效打破这个“魔鬼”循环，阻滞疾病的进展，提高患者免疫力，改善气促等不适症状。

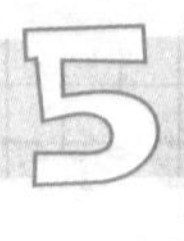

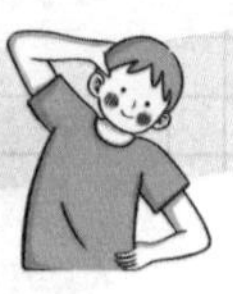

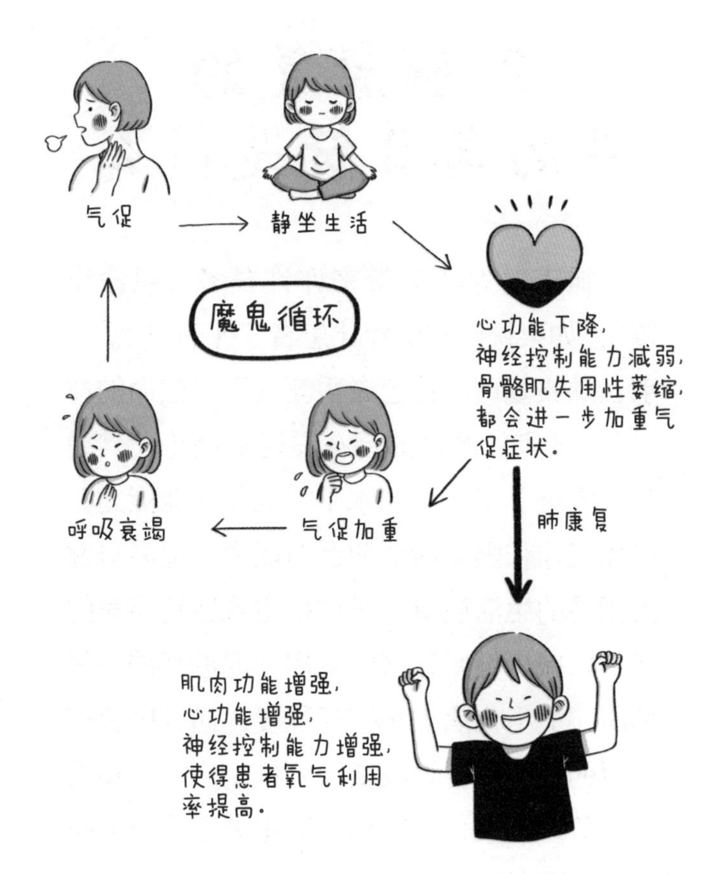
气促
静坐生活
魔鬼循环
心功能下降，
神经控制能力减弱，
骨骼肌失用性萎缩，
都会进一步加重气
促症状。
呼吸衰竭
气促加重
肺康复
肌肉功能增强，
心功能增强，
神经控制能力增强，
使得患者氧气利用
率提高。

# 2 肺康复的目的与目标是什么

肺康复为我们带来许许多多“生命奇迹”，如果说药物治疗让患者“死而复生”，那么肺康复可以让患者重新找回“生命的尊严”。肺康复的目的旨在减轻症状（尤其是呼吸困难）至可控的水平；优化功能能力，增加工作和娱乐活动的参与能力，提高与健康相关的生活质量，通过稳定或逆转疾病的症状以减少健康管理的费用；促进精神心理健康，最小化焦虑和抑郁程度；通过患者和家属的教育和行为改变而降低疾病发生和进展的危险因素；开发和帮助患者完成安全而有效的居家运动（活动）计划。

虽然大多数情况下不能完全修复身体，但康复强调的是功能状态得到最大的提升，患者能够自己照顾自己，最终回归社会，提高其生活质量，这是康复的最终目的。不仅使病、伤、残者在身心上得到全面康复，保全生命，还要尽量恢复其功能；不仅要提高生活质量，还要使其在生活上自立，成为自食其力、对社会有贡献的劳动者。通过专业的康复医师和治疗师来帮助和促进患者各项身心功能障碍的恢复，或改善，或代偿，或替代，以提高生活质量，回归社会。患者一旦能够生活自理、重返社会，除本人身心愉悦外，还可以大大减轻其家庭、单位及社会的人力、物力负担。

# 3 哪些患者适合做肺康复

肺康复对慢性呼吸系统疾病大有裨益。系统地肺康复，可以减轻患者因呼吸功能下降而出现的症状，从而让患者不因呼吸功能下降影响日常的生活、工作及学习。肺康复在慢性呼吸系统疾病治疗中的作用，越来越被更多的人群熟悉和认可。

哪些情况适合做肺康复呢？临床上适合肺康复人群主要包括：①慢性呼吸系统疾病，如慢阻肺、间质病、支气管扩张、支气管哮喘、肺动脉高压等。②继发性呼吸功能障碍疾病，如神经肌肉疾病、胸壁疾病、脑卒中、高位脊髓损伤等导致呼吸功能的下降，运动神经元病导致呼吸肌力下降，脑卒中等出现肺部感染并发症时咳嗽、咳痰症状的加重。③各种原因引起的呼吸衰竭患者机械通气顺利脱机后。④胸腹部手术患者围手术期。

# 4 肺康复前的注意事项

肺康复前有一些原则需要我们注意。慢阻肺等呼吸慢病的治疗原则是首先去除吸烟等危险因素，同时长期规范的药物治疗是核心。在规范药物治疗的基础上，行肺康复可作为慢性呼吸系统疾病综合性治疗的重要辅助手段。其次，康复前必须行全面细致的评估，进而制订合理的个体化康复方案。评估内容主要包括：病史资料，心肺功能，呼吸模式，自主咳嗽、咳痰能力，呼吸肌肌力，上、下肢肌力，机体平衡能力，心理，营养及疾病对日常生活影响的程度。

# 5 肺康复的时机如何把握

肺康复适用于任何程度的慢阻肺或其他慢性呼吸系统疾病，但在以下情况时，通常禁行肺康复：

（1）严重的认知障碍：老年性痴呆等。

（2）严重的精神障碍：精神分裂症等。

（3）传染性疾病：流感等。

（4）因骨骼肌肉系统疾病或神经系统疾病导致的无法进行低强度的适量训练。

（5）病情不稳定的心血管疾病（心绞痛、主动脉瓣疾病、不稳定的肺动脉高压）。

# 6 肺康复可以在哪里进行

场所的选择直接关系到患者能否长期坚持肺康复并长期获益。住院部、门诊、社区甚至居家等场所，患者都可行肺康复。住院期间，只要没有绝对禁忌证，肺康复多学科团队共同为患者制订康复方案，之后即可开始行肺康复，此为医院内康复；待病情平稳，进入疾病稳定期后，患者可过渡至社区医院继续进行巩固康复训练，此阶段由社区医师、护士等指导；部分稳定期患者因为各种原因，如行动不便等无法进行社区康复，可通过互联网远程平台指导等进行居家肺康复训练。

# 7 肺康复前会做哪些评估

肺康复治疗方案是基于患者实际情况系统评估制订的。在肺康复开始前，康复医师和治疗师会为患者进行详细的评估，主要包括以下几方面：

（1）呼吸困难程度：可通过询问、查体及问卷的形式来完成评估。

（2）运动能力：可通过 6 分钟步行试验或心肺运动试验等测试完成评估。

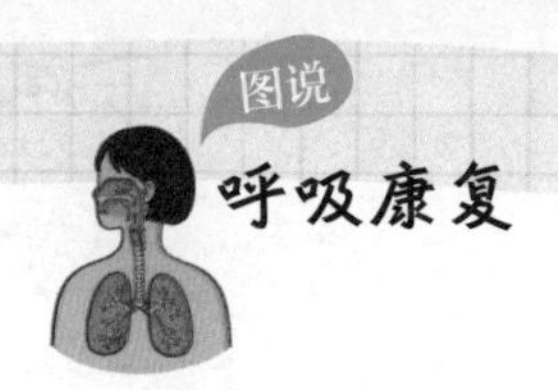


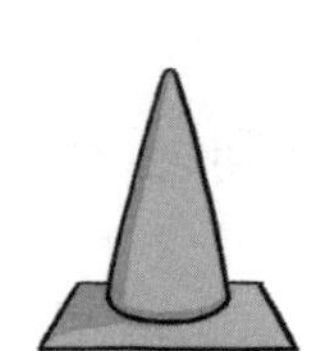
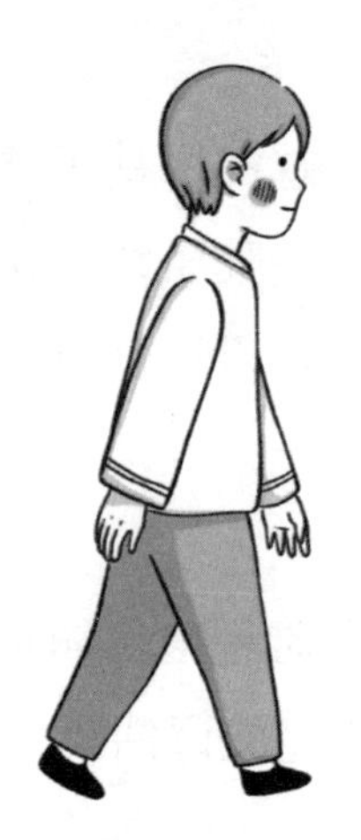
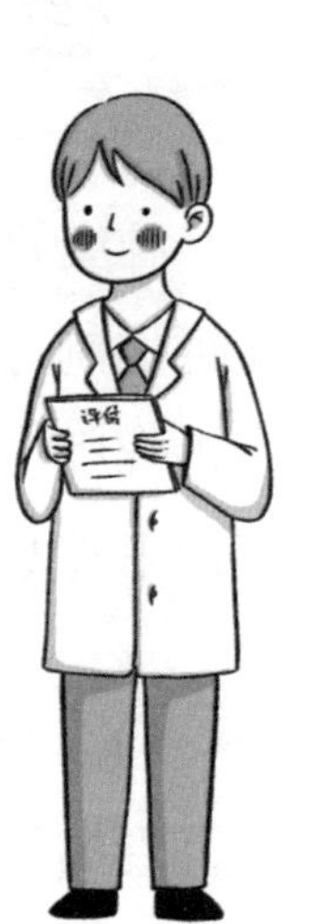
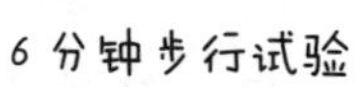

6 分钟步行试验

（3）肺功能测定。

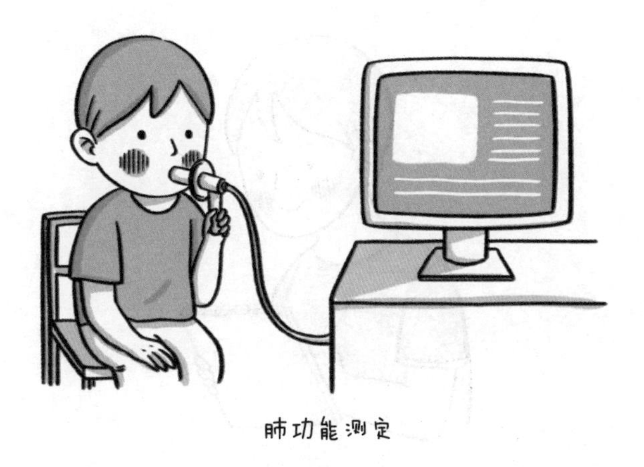

肺功能测定

（4）既往长期用药情况。

（5）吸烟、营养及心理状况。

（6）生活质量：可通过问卷形式完成评估。

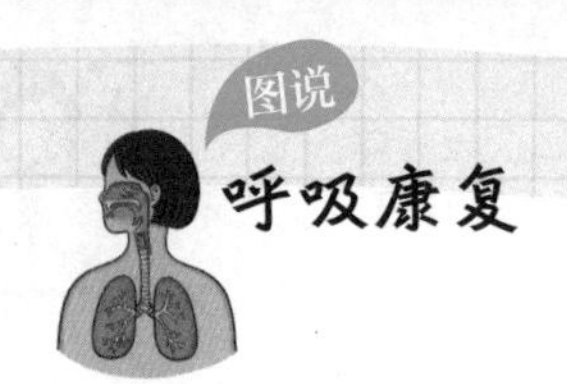


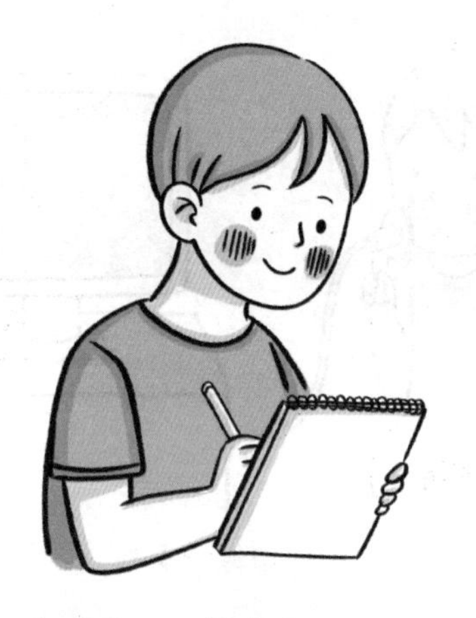

问卷形式了解患者呼吸困难程度、生活质量等情况

（7）患者康复的个人目标，包括近期目标及远期目标等。

# 8 日常活动中如何减轻呼吸困难症状

有的患者会说，也知道生命在于运动，但是稍微一活动就感觉到喘不过气来，所以根本不敢运动。这种情况该怎么办？的确，慢性呼吸系统疾病如慢阻肺患者，在日常生活中呼吸困难很常见。在此期间，首先要保证血氧饱和度，建议在日常生活活动中使用便携式制氧机，将生活活动范围保持在一定水平，勿因呼吸困难而缩小活动范围；其次，在活动时，延长呼气时间，尽可能排出二氧化碳，控制呼气和吸气时间比为呼：吸 =4 ：2；此外，尽可能每天保持一定的运动量，避免因活动受限而产生各种并发症。

亦可根据患者的病情改变体位来减轻呼吸困难等不适。如图所示。

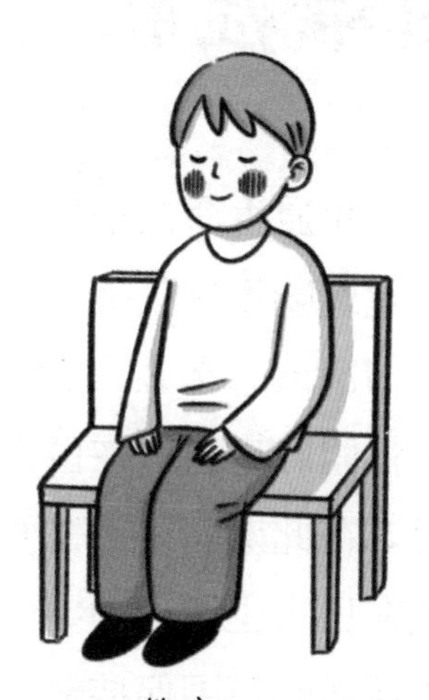

坐位

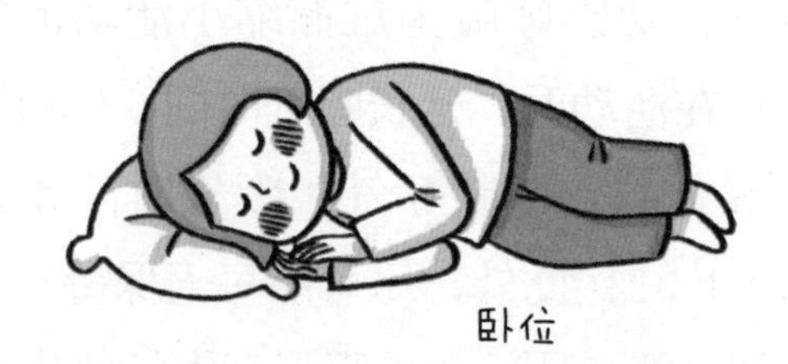

卧位

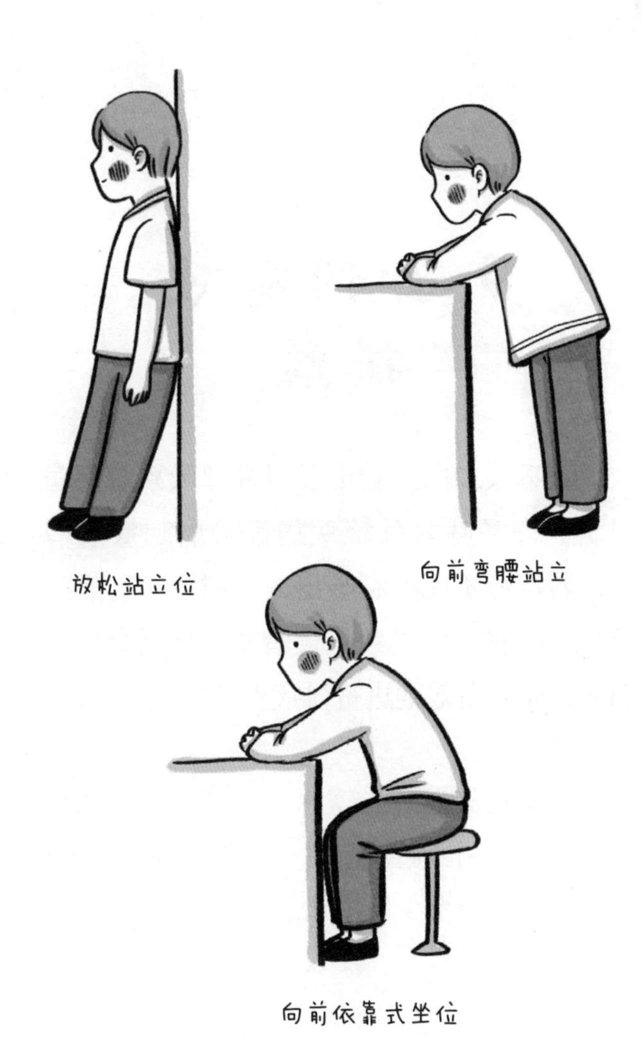

放松站立位

向前弯腰站立

向前依靠式坐位

# 9 如何有效排痰

咳嗽痰多困扰着很多慢性呼吸系统疾病患者。许多呼吸系统疾病都会引起痰液增加，若痰液不能顺利咳出，不但会影响治疗效果，还有可能导致气管堵塞，甚至窒息。那么，如何有效地进行排痰?

（1）首先要适当饮水。水分不足，就会导致痰液黏稠。通常应每天饮水 1500～2000 毫升，可以分次少量饮水。

（2）应用加湿器（定时清理，更换滤芯）、在居住环境放盆清水或者将地面弄湿等方法进行湿化，一般室内相对湿度达到60%即可。

（3）对于卧床或意识不清患者，要加强翻身，一般1～2小时翻身一次；痰特别多的患者需增加翻身次数，可以30分钟翻身一次。

（4）翻身的同时配合叩背，这样才能更加有效地松动痰液，利于痰液排出。

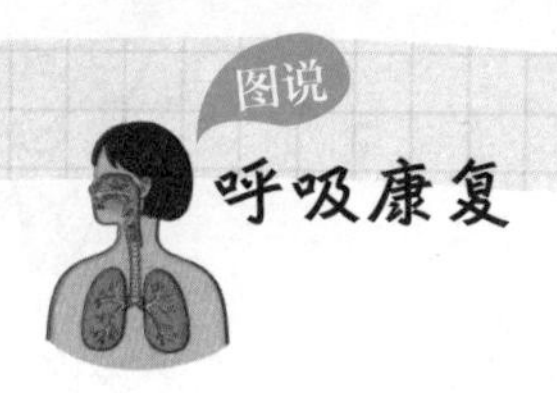

叩背排痰方法：患者取坐位或者侧卧位。叩击者五指并拢，掌侧呈杯状，以手腕力量，由肺底自下而上、由外向内迅速而有节律地叩击胸壁。叩击频率为 120 ~ 180 次 / 分，每一部位叩击 3 ~ 5 分钟，叩击时发出一种空而深的拍击声表明手法正确。每次 10 ~ 15 分钟。叩背幅度：手掌根部离开背部 3 ~ 5 厘米，手指尖部离开背部 10 ~ 15 厘米。

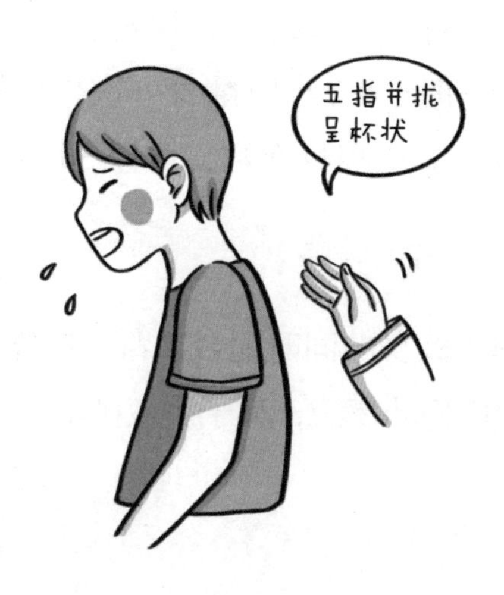

（5）叩背排痰注意事项：穿单层衣服保护叩击部位皮肤，避免直接叩击引起皮肤发红。叩击时要避开乳房、心脏、骨突处（如肩胛、脊柱、胸骨）及衣服拉链、纽扣等；叩击力度适中，以不感觉疼痛为宜；叩击应在餐后2小时至餐前30分钟完成；叩击后注意休息、漱口，以去除口腔痰液异味；叩背排痰的同时，可以配合有效的咳嗽方法，将痰液咳出。

（6）正确、有效的咳痰：患者坐位，双脚着地，上身可稍前倾，缓慢吸气至最大量，使胸部完全扩张，腹部突起，深吸气末屏气（屏气3～5秒）；继而咳嗽2～3次，咳嗽时收缩腹肌，腹壁回缩，或用自己的手按压上腹部，帮助咳嗽；停止咳嗽，缩唇将

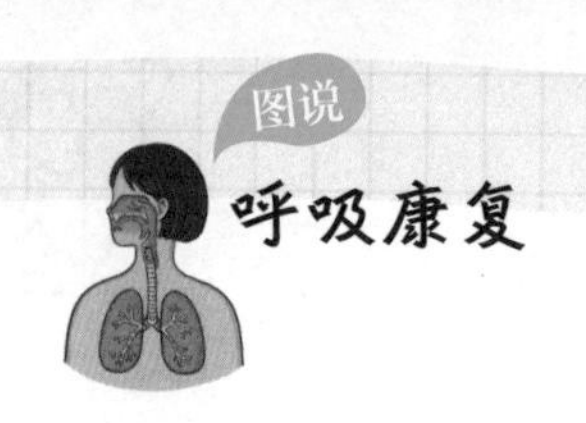

余气尽量呼出；再缓慢深吸气，重复以上动作。连做 2 ~3 次，休息几分钟后可再重新开始。

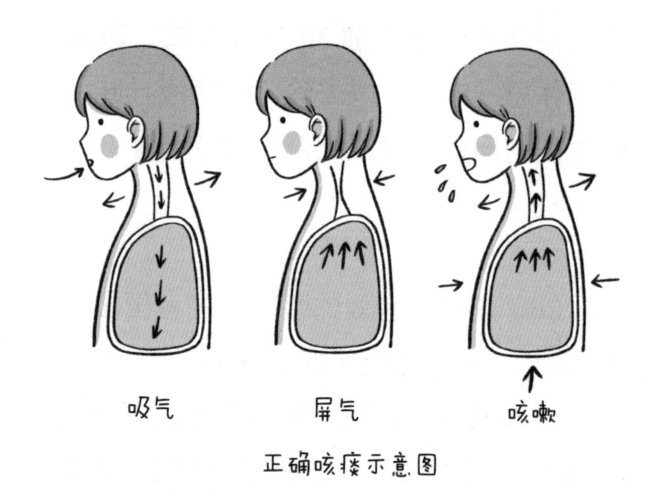


正确咳痰示意图

也可借助于辅助排痰装置，配合呼吸一起完成，效果更佳。

# 10 简易呼吸操

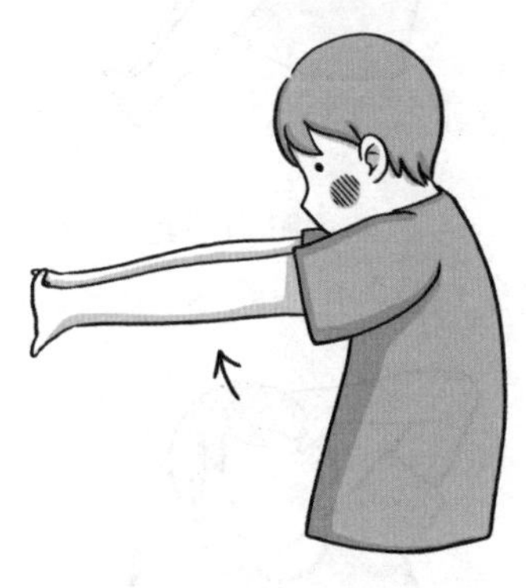


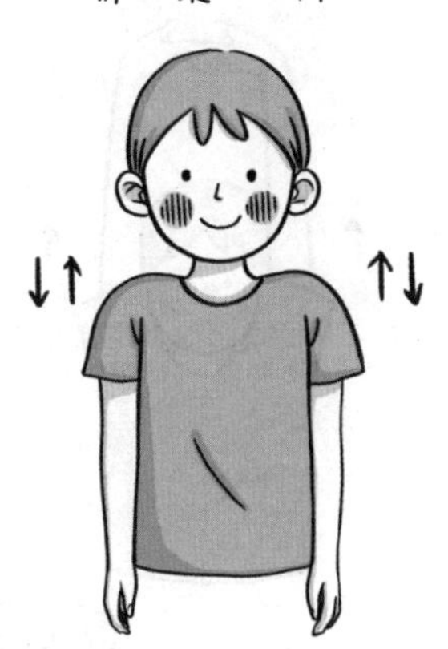

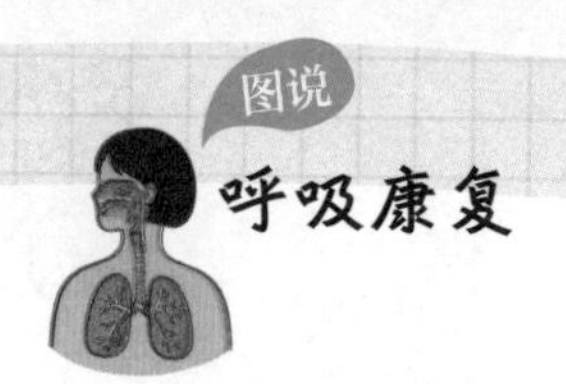


胸肌的牵拉

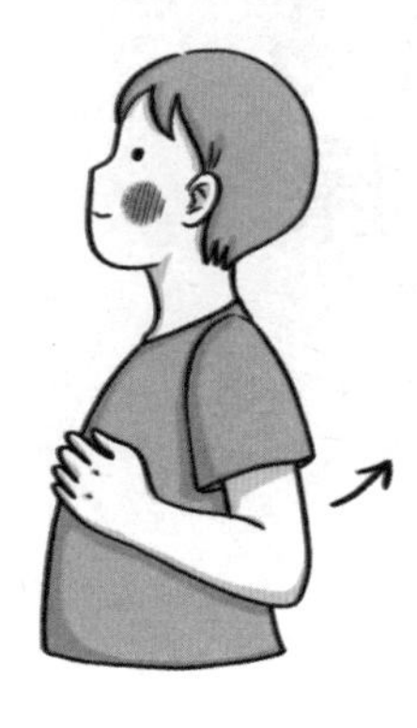

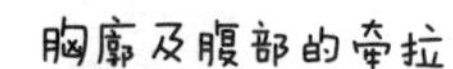


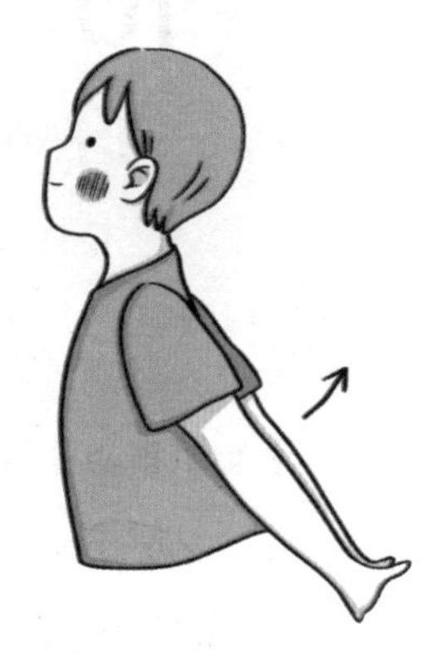

胸部肌群的牵拉

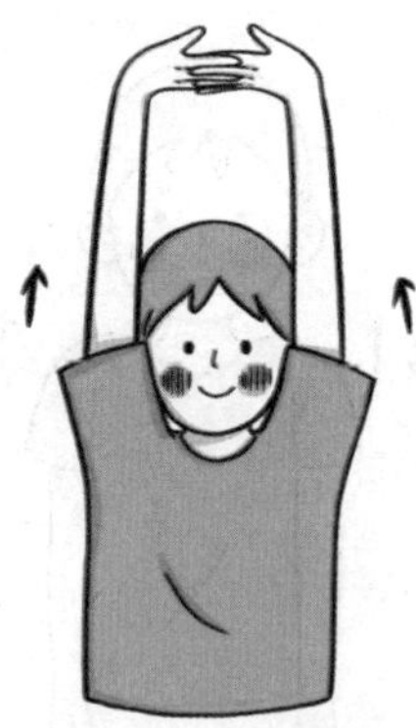

肋间肌的牵拉

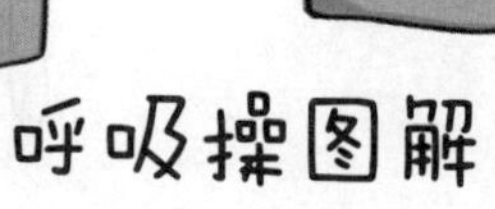

# 11 简单呼吸锻炼方法

推荐一些简单、易学的呼吸锻炼方法。

（1）腹式呼吸：是以膈肌的舒缩运动为主的一种呼吸方式。

腹式呼吸要领：取仰卧或舒适坐姿，放松全身；右手放在腹部肚脐，左手放在胸部；吸气时，最大限度地向外扩张腹部；呼气时，最大限度地向内收缩腹部。

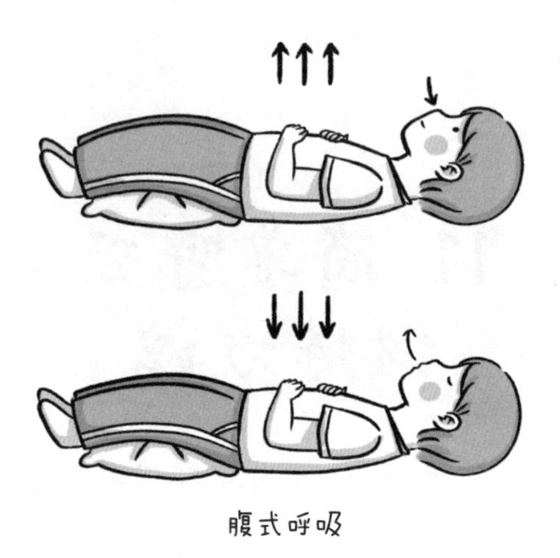

腹式呼吸

腹式呼吸关键点：初学者以半卧位最适合。两膝半屈（或在膝下垫一个小枕头）使腹肌放松，两手分别放在前胸和上腹部，用鼻子缓慢吸气时，膈肌松弛，腹部上的手有向上抬起的感觉，而胸部上的手原位不动；呼气时，腹肌收缩，腹部上的手有下降感。呼吸要深长而缓慢，尽量用鼻吸气，用口呼气。

（2）缩唇呼吸：用鼻吸气，嘴半闭时呼气，类似于吹口哨的样子。

缩唇呼吸方法：取端坐位，双手扶膝。吸气时用鼻；呼气时缩唇轻闭，缓慢轻轻呼出气体；吸气和呼气的时长比例为 1 ：2，慢慢呼气达到 1 ：4 为目标。

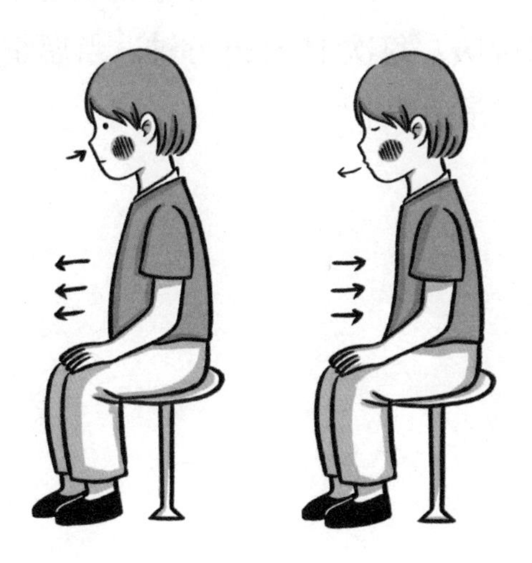

缩唇呼吸

缩唇呼吸关键点：吸气用鼻子，呼气时，缩拢口唇呈“吹口哨”状，将肺内气体轻轻吹出；集中精神控制气体排出肺部，但不要过分用力；可以先在休息的状态下使用缩唇呼吸，每次 15 ~20 分钟。当您掌握后可在日常活动中使用。

# 12 体育活动与肺康复是一回事吗

肺康复并不等于单纯的体育活动。肺康复是指在详细的患者评估和个体化治疗基础上的一套多学科合作的综合干预措施，包括（但不仅限于）运动锻炼、教育和行为改变等。

体育活动与肺康复不是一回事。肺康复，包括呼吸系统疾病急性发作时期的床旁康复，也包括急性期过后门诊阶段的康复，以及居家阶段的康复。床旁康复主要是肺康复；而门诊康复需要有体育活动，居家康复更是以体育活动为主。肺康复，是有循证医学证据的、确实安全有效的能够促进肺功能提升的运动。而体育活动是生活方式的一部分，是生活自理能力的内容。

有人会问：体育锻炼重要吗？当然重要。体育锻炼，是体育活动的一部分，是以提升全身运动能力、提升生活自理能力、提升健康储备为目的有指导有组织的身体活动。体育锻炼是全身性的运动，虽然不是专门针对呼吸功能的运动，但体育锻炼的目的是促进呼吸系统与整个身体的协调，降低同样运动下的能耗，提升整体的运动能力，从而降低呼吸系统疾病的急性发作风险，提升免疫功能，降低感染发生率，提升心脏功能，改善肌肉骨骼神经的功能，提高心理健康水平。

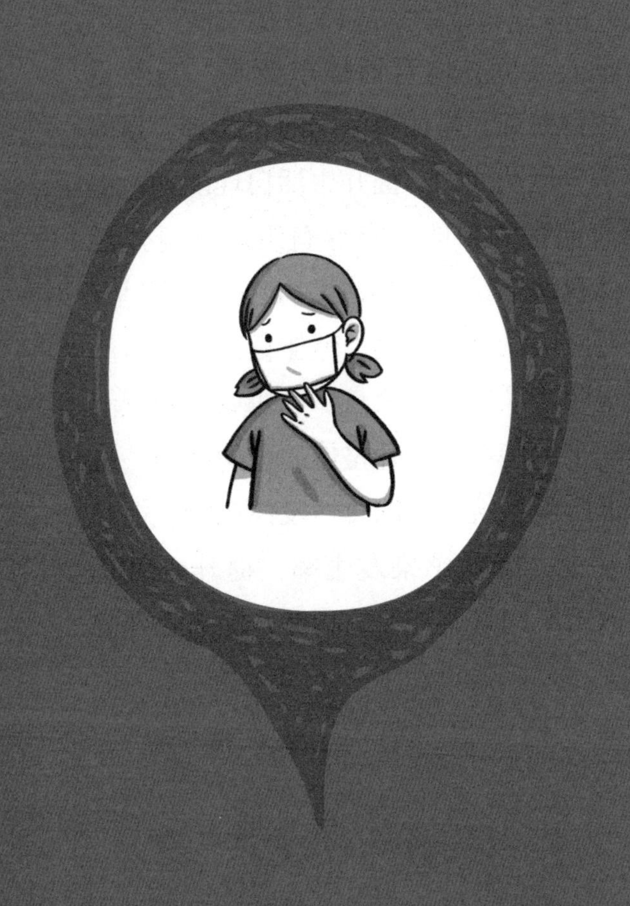

CHAPTER 6

# 健康管理

# 1 为什么要戒烟，戒烟都有哪些方法

吸烟的危害大家有目共睹，吸烟可成瘾，称为烟草依赖。吸烟和二手烟都对身体危害非常大，会增加慢阻肺、哮喘、冠心病、癌症等疾病的风险。为了身体健康，戒烟很重要。任何人在任何时候戒烟均可获益，戒烟越早、戒断时间越长，身体获益就越大。有些人知道吸烟的危害，但是没有信心去戒除。事实证明，按照科学的方法，怀有坚定的信心，戒烟是可以成功的。

如您有戒烟意愿，以下建议可供参考：①确定目标，设立戒烟日期，向周围的人告知您计划戒烟。②清除家中、车内和工作地点所有的香烟，远离吸烟者和让您联想到吸烟的场所。③随身备好一些口香糖、硬糖或其他可供口含的食物，如果烟瘾发作，可以用它们代替。④可以到戒烟门诊接受专业的指导，必要时可使用尼古丁替代剂、安非他酮等药物。⑤如果一次戒烟没有成功，也不要放弃，有很多人需要尝试数次才能成功戒烟。⑥切不可慢慢来，若要戒烟，就一根也不要再吸。⑦接受戒烟咨询及拨打戒烟免费热线：4008085531。

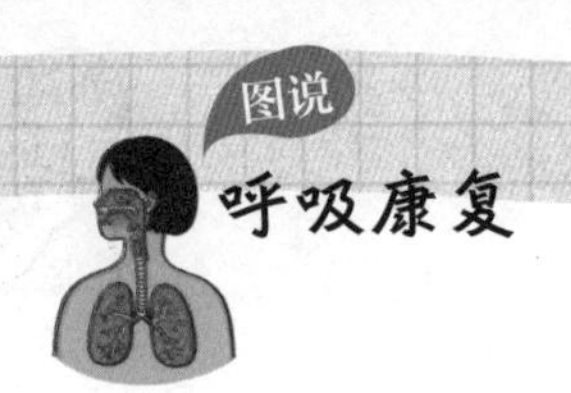


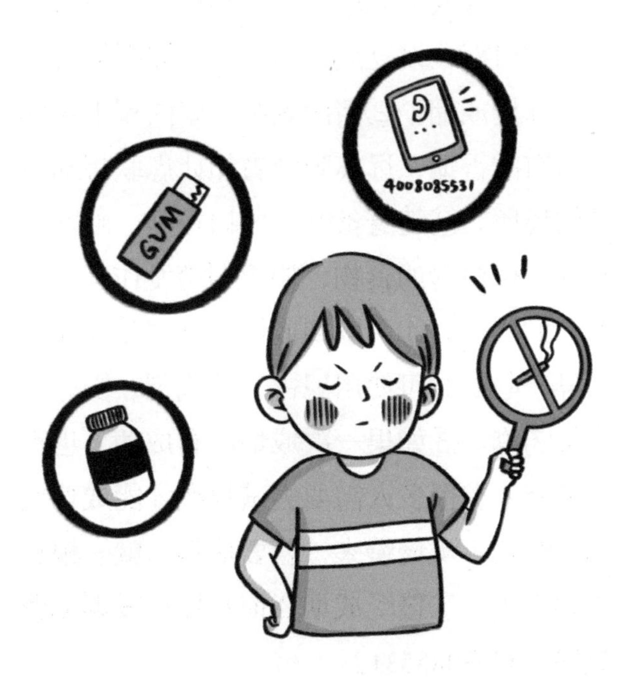
GUM
4008085531

# 2 什么是健康饮食，慢性呼吸系统疾病患者应如何选择

饮食是一种文化，“民以食为天”充分说明饮食在人们生活中的重要性。饮食的最大作用是能够提供能量及营养素，能量及营养素的供给是为了维持和恢复患者的肺功能、肌肉力量及免疫功能等，能量需充足但不能过量。健康饮食，可以理解为正确的饮食习惯，包括食物的选择及搭配、进食的餐次及时间、不同人群的饮食选择等。

以慢阻肺为例，慢性呼吸系统疾病患者大多因长期缺氧及疾病消耗，营养差，体型消瘦，蛋白消耗重，加之消化道缺氧、淤血等引起消化功能变差，所以在食物选择上，尤其要注意优质蛋白质类食物的摄入。如成人每日摄入300克牛奶、1个鸡蛋、100～150克（2～3两）瘦肉；对素食或合并高脂血症的患者，亦可选用豆制品、蛋白粉等。餐次上建议少量多次进食，每餐不宜过饱，每日4～5餐。为减少$CO_2$的生成，谷薯类食物可以适当减少，每日200克（4两）左右（以生米、生面计重量）。食物制作要软烂，容易消化，不对呼吸道造成刺激。

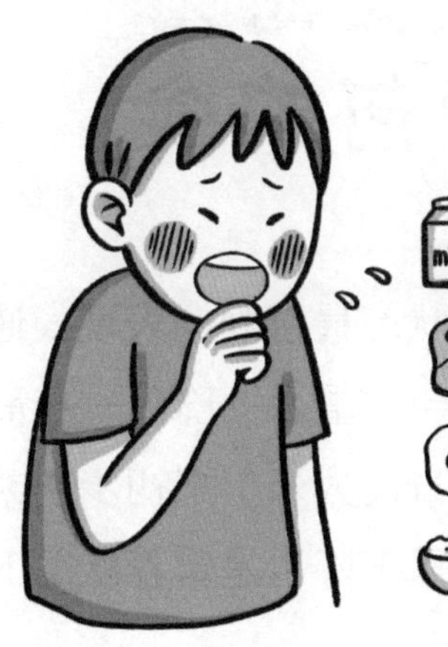

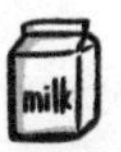


300g 牛奶

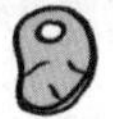

100～150g 瘦肉

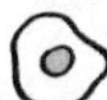

1 个鸡蛋

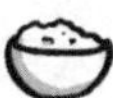

每日 4～5 餐

# 3 体重过轻或过重患者应如何饮食

体重作为健康状态最直观的表现，通常用体重指数（BMI= 体重 ÷ 身高 ÷ 身高，式中体重为公斤，身高为米）来初步判断营养状况，近期的体重下降也是营养状况下降的一项重要判断指标：

BMI<20.5，或近期体重下降较为明显，提示可能存在营养风险。

BMI<18.5，提示营养不良。食物制作软烂，便于吞咽，口服营养素是补充能量及营养素的简便方法。

BMI ≥ 24（超重）或≥ 28（肥胖）时，患者需要在营养医师的评估下进行医学营养治疗，待病情稳定后再拟定减重方案。

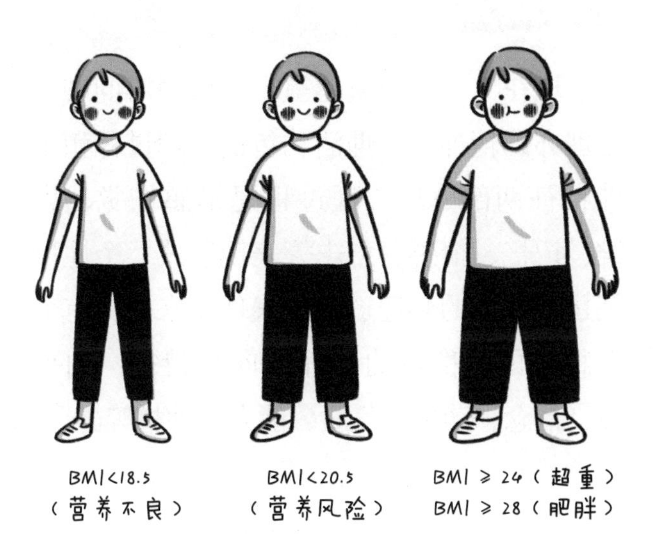

# 4 哪些情况提示患者可能有心理问题

现在，人们越来越重视心理健康问题。心理亦即精神，心理活动包括心理过程和个性特征两部分。心理过程是指感知觉、思维、记忆、情感、意志等表现形式；个性特征是指在人的心理过程中表现出来的具有个人特点的、稳定的心理倾向与特征，如兴趣、信念、动机、气质、能力、性格等。

心理活动正常与否是一个相对概念，是通过对比产生的。一是与社会常模对比，二是与过去的自己进行比较，如果差异过大，提示可能存在一定的心理活动异常。某些迹象提示可能出现了心理问题，如睡眠、饮食无规律，多种身体不适，容易疲劳，多种不明原因的疼痛和不舒服，情绪焦虑烦躁或不稳定，易怒，记忆力差，反应迟钝，无精打采，莫名其妙的感知觉异常和敏感多疑，性格改变等。如遇到这些情况，您可以到精神心理科医师那里，做个适当的心理评估，以利于保持稳定的心理健康状态。

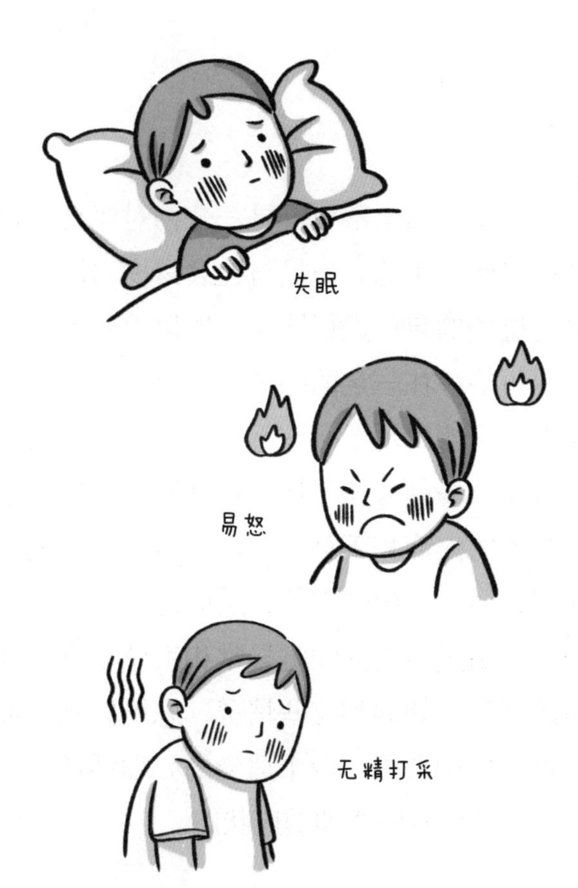
失眠
易怒
无精打采

# 5 减轻心理压力的方法有哪些

不良情绪才是让您生病的元凶。在繁忙的工作、生活中，我们时常会听到周围的朋友抱怨："太紧张了，压力山大！"确实，心理压力是工业化和信息化时代每个人都不可避免的体验。压力的产生可以来源于境遇、挫折、心理冲突和不合理的认识。在适应过程中，个体的应对能力不足以达到环境要求时，就会出现不舒适的心理、生理紧张状态。

俗话说："人无压力轻飘飘，水无压力不出油。"适当的压力有助于激发斗志，提升能力；但压力过大，会产生一系列问题，如失眠、头痛、高血压、焦虑、抑郁等。

抗压能力强的人具备的特质包括：身体强壮，态度积极，乐观开朗，意志坚定，阅历丰富，家庭和睦，人际关系良好，行为目标性不特别强烈等。

如何减轻心理压力，简单介绍以下方法：①去除外因。如改进工作方法提高效率，改变工作岗位，适当减少工作量，控制工作节奏，降低欲求，知足常乐。②增加社会和家庭支持。如改善人际关系和家庭氛围，向朋友倾诉，塑造自我形象以增强信心，积极参加集体活动。③调适内因。如锻炼身体，适当有氧运动，提高抗压能力，合理膳食，充足睡眠，看书学习，乐观处世，敢于实践，化压力为动力。④学会减压。适当宣泄，转移注意力，放松运动，自我暗示和安慰，时间是解决压力的良药。⑤及时寻求心理医师的帮助。

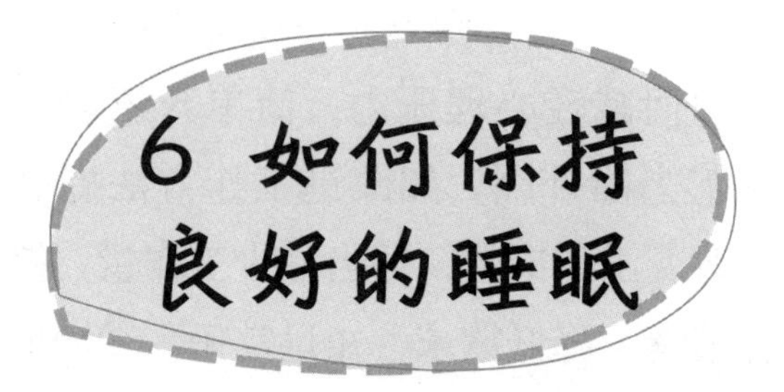

# 6 如何保持良好的睡眠

睡眠是一件自然而然的事情，只有管理好自己的睡眠习惯才能保持良好的睡眠。以下方法也许可以帮助您。

（1）睡眠环境：灯光，室内宜昏暗为主；温度，保持卧室温度设定在 18 ～23℃；避免噪声，保持卧室环境安静，如果屋外有无法避免的噪声，可在卧室加装隔音窗户或其他隔音设备；以舒缓的音乐或者开电风扇来产生背景声音，从而降低噪声的影响。

（2）生物节律的调节：固定的作息时间，建议晚上睡觉时间是23点；在床时间超过30分钟仍无法入睡时，可以起床离开卧室，散一下步、看一些无聊的书籍等，待有睡意时再入睡。避免睡前玩手机、电脑及看电视；工作日与假期维持固定的生活作息时间，避免早上赖床、随意小睡，避免假日补眠。如第二天早上醒来精神不佳，可以在睡前将窗帘及百叶窗打开，让阳光唤醒生理时钟；夜班工作者在早晨回家时可戴太阳眼镜以避免较强照光对白天睡眠产生负面影响，并于入睡时保持卧室光线昏暗。健康的午睡固定为15～30分钟最佳；若是超过30分钟，身体便会进入不易睡醒的深睡期，就容易打乱生理时钟，影响晚上的正常睡眠。

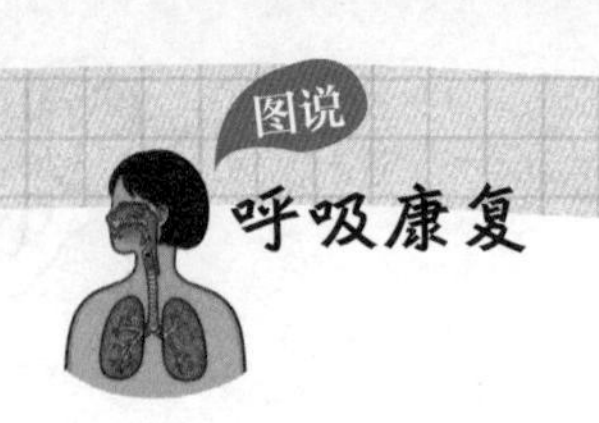


（3）规律的运动：每周运动 3 天，每天至少 30 分钟。日间运动有助于白天精神变好及夜晚睡眠质量的改善，但避免睡前 3 小时做运动。

（4）在睡前 4 ~ 6 小时内避免饮用含酒精性、咖啡因、茶类或其他提神饮料，睡前 3 小时避免大量饮食如吃宵夜等。虽然酒精有暂时帮助入睡的效果，但在身体代谢之后反而有中断睡眠的反弹效用。

# 7 误吸都有哪些危害，居家如何防治误吸

（1）误吸的危害：误吸是指因吞咽障碍导致食物、水、口咽分泌物进入气道。我们对误吸的通俗解释是：正常人吃东西是吃到胃里，而误吸就是把东西“吃”到肺里。其危害有：吸入性肺炎、营养不良、脱水，甚至窒息等。

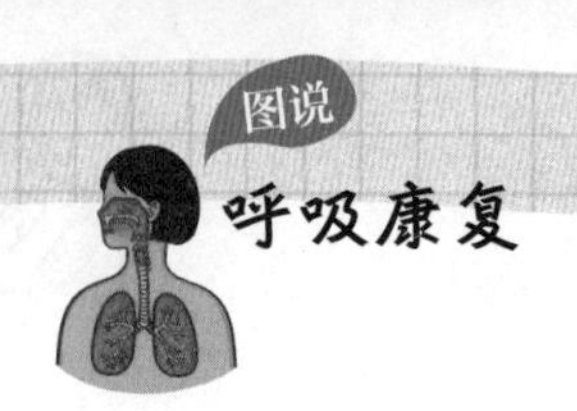

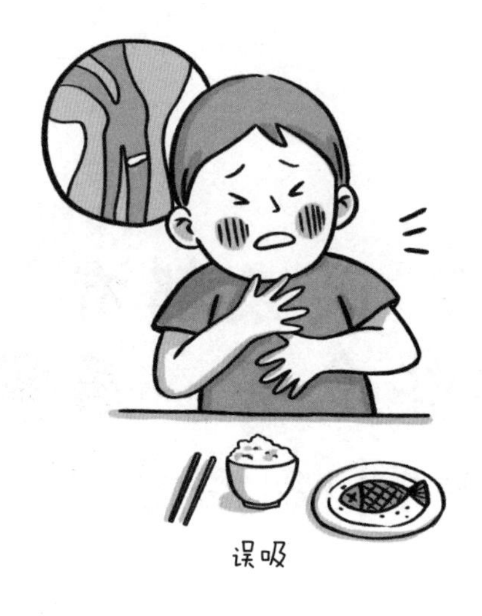

误吸

（2）居家如何防治误吸：家里的老人一定不会明确告诉你："我发生了误吸！"细心的你可以通过观察他们喝水、吃饭来发现端倪：如果发现家里老人最近体重下降明显，喝水、吃东西容易呛咳，食欲明显下降，甚至不明原因反复发热、肺炎，就得警惕误吸的问题，尽快带他（她）到医院咨询吞咽障碍的问题。对于有了吞咽障碍的老人，怎样保证营养，让他们安全、快乐地喝水、吃饭，就成了一个非常重要的问题。我们推荐一些小技巧：对卧床患者，采取上半身抬高 45 度的半坐卧位吃饭、喝水；吃柔软面食和炖至软烂的菜；重度误吸患者吃的食物应该是无渣、柔软、微黏稠，食物必须用粉碎机充分搅碎；药物碾碎与黏稠无渣米汤同服；练习呼吸与吃饭协调的动作：慢呼—慢吸—咽（咽饭、咽水）—慢呼，反复练习；颈前喉结上下的皮肤，用小冰袋做移动式冷按摩，每天 6 次，每次 3 分钟；饭后仔细清洁口腔，每天 3 次；喝水的一口量要少，用勺子尖舀水喝，每次 1/10 勺，量要少于 1 毫升，咽完再给；营养和水不足时，尽早使用鼻饲进食；呼吸科控制肺部感染，同时在康复医学科训练吞咽功能，防止继续误吸。

# 8 如何识别慢阻肺的急性加重，何时需要就诊

规范的药物治疗、持续的肺康复训练及合理的家庭氧疗可以使慢阻肺长期处于稳定期。尽管您也许持续存在咳嗽、咳痰，甚至胸闷、气短等症状，但症状相对稳定，变化不大。

如果有一天您突然觉得咳嗽、咳痰、胸闷气短较原来严重了，或者出现了发热、黄脓痰，甚至出现嘴唇发紫、疲倦乏力等明显缺氧症状，这些均提示您病情反复，出现了急性加重。慢阻肺的急性加重往往是因为您未遵医嘱用药、出现上呼吸道感染、空气污染加重等引起。

一旦出现急性加重，您应尽早使用备用的短效支气管扩张药；如果使用后喘憋无缓解，或者出现发热、黄脓痰、发绀、心慌、下肢水肿等症状，应尽快联系医师或到附近医院就诊，严重者尽快拨打急救电话。

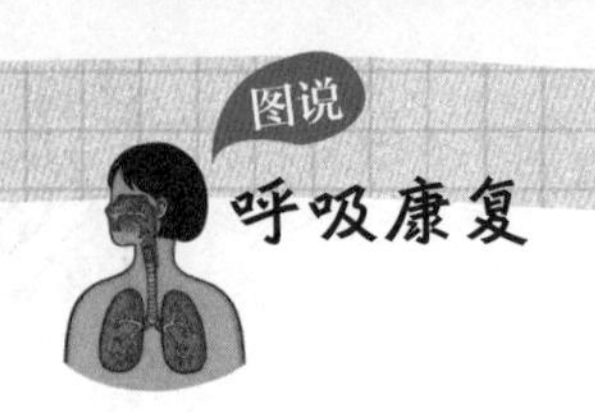


# 9 如何识别哮喘的急性发作，何时需要就诊

哮喘患者规范吸入性药物治疗能缓解症状，稳定肺功能，日常生活及学习基本不受限制。

但当遇到过敏原、冷空气与气候变化、上呼吸道感染（感冒）、运动、精神紧张或激动、服用某些药物、妊娠（或月经）等诱因的刺激，哮喘可能突然发作或加重。

哮喘急性发作是指患者的喘息、气急、咳嗽或胸闷等症状突然发生（原来没有），或者是在原有症状的基础上出现突然的加重（比平常的症状明显加重），也就是患者突然感到呼吸困难，常常因为接触到过敏原、刺激物或呼吸道感染而诱发。轻者仅表现为咳嗽、胸闷、气促等症状的再发或加重，严重哮喘急性发作有可能导致死亡事件的发生。

一旦发生哮喘急性发作，您可以先在家中进行自我处理：立即脱离过敏原，并使用平喘的气雾剂（比如沙丁胺醇气雾剂），这是缓解哮喘症状最快、最有效的药物（所以平时一定随身携带）。可以根据病情轻重每次使用 2 ~ 4 喷吸入治疗，每 20 分钟可以重复一次，直到症状缓解。如果 1 个小时之内症状没有明显缓解，应及时急诊就医治疗；若初始治疗 1 个小时后，即使您的症状没有

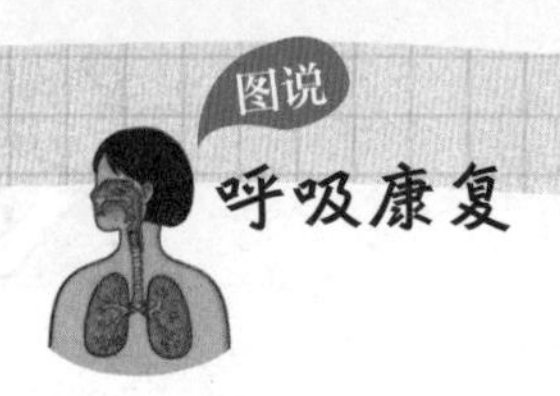


继续加重，但仍感呼吸困难比平时严重，也应及时就医，在医师指导下调整哮喘治疗方案。

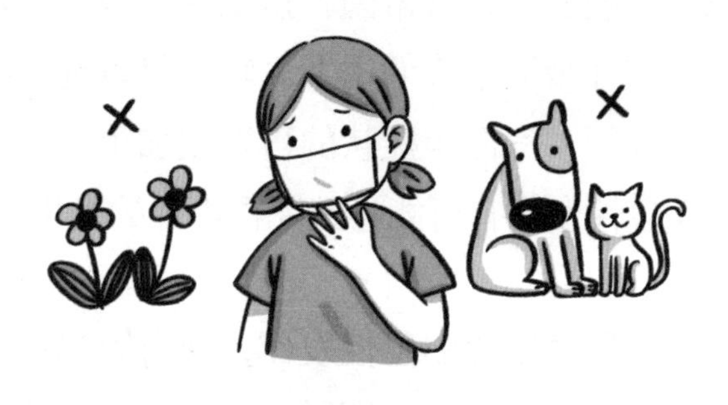

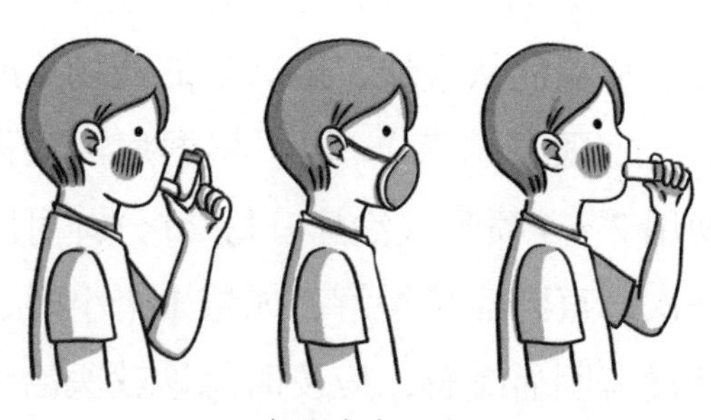

哮喘治疗方案